U0560579

科学孕育 200 问

舒立波 杨秀萍
顾雪君 屈 煜 主编

浙江大学出版社
ZHEJIANG UNIVERSITY PRESS
·杭州·

图书在版编目（CIP）数据

科学孕育200问 / 舒立波等主编. -- 杭州 ：浙江大
学出版社，2024. 7.（2024.9重印）-- ISBN 978-7-308-25215-7

Ⅰ. R169.1-44

中国国家版本馆CIP数据核字第2024B71C69号

科学孕育200问

舒立波　杨秀萍　顾雪君　屈　煜　主编

责任编辑	潘晶晶
责任校对	季　峥
封面设计	浙信文化
出版发行	浙江大学出版社
	（杭州市天目山路148号　邮政编码310007）
	（https://www.zjupress.com）
排　　版	杭州晨特广告有限公司
印　　刷	浙江省邮电印刷股份有限公司
开　　本	880mm×1230mm　1/32
印　　张	8.875
字　　数	220千
版 印 次	2024年7月第1版　2024年9月第3次印刷
书　　号	ISBN 978-7-308-25215-7
定　　价	56.00元

版权所有　侵权必究　印装差错　负责调换

浙江大学出版社市场运营中心联系方式：0571-88925591；https://zjdxcbs.tmall.com

《科学孕育200问》
编委会

主　编　舒立波　杨秀萍　顾雪君　屈　煜

副主编　范奇琪　孙　莹　陈方园　余　顾　宋　燕　徐朝霞

编　委　（按姓氏笔画排序）：

王　剑　王晓理　王晓晴　王淑敏　毛益波　毛淑珍

石剑霞　卢孟君　乐　彦　朱晨航　李　琼　杨秀娜

肖湘怡　吴群雄　余鹰燕　张　萍　张丽君　张海虹

陆情蓉　陆麒羽　陈　香　陈　琛　陈文婷　陈丽萍

陈麻秀　陈淑群　郑文吉　孟翠菊　施春亚　袁亚仙

徐彬彬　郭岸英　梅佩红　龚亚丽　楼赛娟　鲍怡宇

秘　书　徐红波

人口发展是关系中华民族发展的大事情,为促进人口长期均衡发展,中共中央、国务院在2021年公布《关于优化生育政策促进人口长期均衡发展的决定》,实施一对夫妻可以生育三个子女政策,配套实施积极生育支持措施,满足更多家庭的生育意愿,释放生育水平潜能。

孕育一个健康的宝宝,是每对父母的殷切期盼,是每个家庭的幸福源泉。为了让准备生育的夫妇对自己的身体多一份了解和准备,对孕育新生命多一份自信和从容,宁波市妇幼保健院组织专家编写了这本知识读本《科学孕育200问》。

本书根据备孕夫妇对科学孕育新生命的实际需求,从释疑解惑、普及健康知识的角度出发,以防范妊娠风险、预防出生缺陷、促进母乳喂养和自然分娩为重点,收集了孕育宝宝过程中需要面对的有关备孕准备、饮食营养、合理运动、出生缺陷预防、合理用药、相关疾病、高危妊娠、产前检查、自然分娩、母乳喂养、产后保健与再生育等问题,给出了科学而明晰的解答,予以系统而全面的指导。本书内容通俗易懂,语言简洁明了,集科学性、知识性与实用性于一体,为备孕夫妇提供有效的优生咨询和孕产指导。

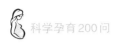

　　各位准爸爸、准妈妈,让我们共同努力,孕育更多健康的宝宝,拥抱美好的未来!

舒立波

主任医师

注册营养师

遗传咨询师

宁波大学附属妇女儿童医院保健部办公室主任

宁波市预防医学会妇女保健专委会主任委员

2024 年 6 月

目
录　　**CONTENTS**

第二章　围孕期营养攻略

第三章　预防出生缺陷 ────────

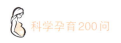

第五章 分娩那些事

第六章　母乳喂养好

第七章 科学"坐月子"

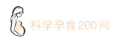

第八章　产后检查与盆底康复

第一章 孕前准备

孩子是夫妇爱的结晶,孕育生命是伟大母爱的象征。孕育一个健康聪明的宝宝是所有备孕夫妇的心愿。如能在孕前考虑周全、精心准备,调整身心的健康状况,选择适宜的受孕时机,创造良好的孕育环境,消除一切可能对妊娠(或称怀孕)有害的因素,既可增加妊娠机会,也能帮助顺利孕育健康宝宝。

▷ 1. 孕前检查有必要吗?

孕前检查一般在孕前3~6个月进行为宜。与意外怀孕(非意愿妊娠)的女性相比,做好准备的女性孕育过程会更加顺利,产后的恢复速度会更快,生出的宝宝会更健康。

我们国家为备孕夫妇提供免费孕前优生健康检查。在宁波地区,备孕夫妇可选择任一方户籍地县级妇幼保健机构接受服务。检查项目主要包括健康教育、病史询问、体格检查、实验室检查、影像学检查、风险评估和咨询指导。其中,实验室检查主要包括血常规、尿常规、阴道分泌物、血型、血糖、血清谷丙转氨酶、血清肌酐、乙肝三系、血清促甲状腺素、风疹病毒抗体检测、巨细胞病毒抗体检测、弓形虫抗体检测、梅毒血清试验,艾滋病抗体筛查;影像学检查包括妇科超声常规检查和胸部X线检查。

遵循知情自愿原则,孕前保健门诊为备孕夫妇规范开展孕前

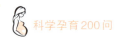

检查。服务内容主要包括健康教育与咨询、健康状况检查和健康指导,必要时提供心理、营养等特色服务。对有自然流产史、胎儿畸形史等备孕妇女,开展相关检查,积极寻找可能原因,努力避免再次发生不良孕产结局。对患有慢性疾病、传染病的备孕妇女,予以检查、评估和指导。对有高遗传风险的夫妇,认真分析遗传风险,告知有效预防措施,指导其做好相关准备,告知产前检查中可能发生的情况。

▷ 2. 什么年龄生育最佳?

一般来说,女性妊娠、分娩的最佳年龄是 24～29 岁,尽量避免高龄妊娠。此时,女子骨骼系统发育完善,腹部肌肉发达有力,骨盆韧带处于最佳状态,故妊娠、分娩时发生各种并发症的机会较少。另外,这个年龄段的女性知识积累较丰富,工作稳定,婚后如在此时有计划地生育孩子,能有较多的时间和精力去抚养和教育下一代。

过早生育对母婴均不利。过早妊娠的女性自身骨骼尚未完全钙化,易造成缺钙,既不利于母亲的身体健康,也可能影响胎儿的正常发育。另外,母亲年纪过轻,可能无法给孩子良好的养育,也会影响孩子的健康成长。

医学上将大于 35 周岁生育第一胎的产妇称为高龄初产妇。35 周岁以上生育,胎儿先天性畸形或痴呆的发病率、妊娠并发症和难产的发生率均明显增高。因此,应尽量避免高龄生育。

▷ 3. 备孕的饮食有讲究吗?

备孕妇女的饮食非常重要,应坚持以谷类为主的平衡膳食模式:食物要多样,搭配要合理,建议每天至少摄入 12 种食物,每周至少25种食物；多吃蔬菜、水果、奶类、全谷、大豆；适量吃鱼、禽、蛋、瘦肉；少盐少油少糖，三餐分配合理，零食要适当；每天足量饮水，少喝含糖饮料；吃卫生新鲜的食物；多摄入富含叶酸的食物；常吃含铁丰富的食物；保证摄入加碘食盐，适量增加海产品的摄入。建议备孕期妇女每人每天摄入谷类200～250g（其中全谷物和杂豆75～100g），薯类50g，奶类300g，瘦畜禽肉40～65g，鱼虾类40～65g，蛋类50g，新鲜蔬菜类300～500g，水果类200～350g，大豆15g，坚果10g，植物油25g，加碘食盐5g，每天饮水1500～1700ml。

不吸烟，不饮酒，远离二手烟和毒品。少吃烟熏、腌制和深度加工食品，避免食用生的食物，避免过多摄入食盐、烹调油和脂肪。

补充叶酸。怀孕前后摄取足量叶酸（每天400μg叶酸补充剂），可使胎儿神经管缺陷患病风险减少85%（中国北方地区）和40%（中国南方地区）。准妈妈应在孕前3个月开始补充叶酸，经济条件允许的话，建议补充含叶酸的复合维生素。建议无高危因素妇女从可能怀孕或孕前至少3个月开始，每天增补0.4mg或0.8mg叶酸，直至妊娠满3个月。由于叶酸对孕妇和胎儿还有其他益处，可每天增补叶酸至妊娠结束，甚至持续整个哺乳期。有神经管缺陷（又称神经管畸形）生育史、糖尿病、肥胖、癫痫、高同型半胱氨酸血症等备孕妇女需增加叶酸补充剂量，建议到孕前门诊咨询。

▷ 4. 孕前运动重要吗？

中国营养学会推荐备孕夫妇每天30分钟以上中等强度运动。

越来越多的证据表明，在计划怀孕前的一段时间内，准妈妈若能进行适宜而有规律的体育锻炼，不仅可以增强体质，提高免疫力，增强心肺功能，促进血液循环，增加食欲，减少便秘，确保受孕时体内激素的平衡及受精卵的顺利着床，避免孕早期发生流产，促

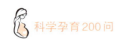

进体内胎儿的发育,还可以锻炼身体肌肉骨骼的力量,降低分娩时的难度,减轻痛苦,促进产后康复。适当的体育锻炼也可以帮助准爸爸提高身体素质及精子质量。

因此,对于任何一对计划怀孕的夫妇而言,应该进行一定时期的有规律的运动,如慢跑、球类、柔软体操、游泳、太极拳等,以提高各自的身体素质,为怀孕打下坚实的基础。

▷ 5. 孕前体重多少合适?

太瘦和太胖都不利于成功受孕,备孕妇女要吃动平衡,努力将体重调整到正常范围。

体质指数(BMI)是目前比较常用的判断胖瘦的指标。它是一种通过体重和身高的比例来估算一个人标准体重的方法。

孕前体质指数(BMI)计算方法:孕前体重(kg)除以身高(m)的平方。比如一妇女身高165cm,体重60kg,孕前体质指数=$60/1.65^2$=22.04(kg/m²)。

中国成人按照体质指数分为四种体重类型:低体重,BMI<18.5kg/m²;理想体重,BMI在18.5~23.9kg/m²;超重,BMI在24~27.9kg/m²;肥胖,BMI≥28kg/m²。

体重正常范围(BMI在18.5~23.9kg/m²)的妇女最适宜孕育。超重、肥胖或低体重的备孕妇女应通过合理膳食和适度运动,将体重逐渐调整至正常范围,并维持相对稳定。

过胖的女性在怀孕后容易出现糖尿病,而且巨大儿出生率明显偏高。体重超过正常标准的女性计划怀孕前一定要做好周密的减肥计划,并严格执行,减少脂肪、淀粉和糖类食物的摄入,加强体育锻炼,待体重恢复到正常标准再怀孕。另外,药物减肥有导致疾病的风险,不适宜备孕妇女。体重偏轻也会影响女性的生育能力,并导致胎儿发育异常。建议体重偏轻的女性在达到正常体重之前最好不要怀孕，通过及时改变饮食习惯，适量增加优质蛋白、碳水化合物的摄入，保证营养均衡，做到有计划地增加体重。

▷ **6. 生活和工作的环境有讲究吗?**

掌握合理膳食和适度运动的技巧后，还要讲究环境的安全。

(1)生活环境

居室应清洁安静、阳光充足，并保持冷暖适宜、空气流通。室内不可香烟缭绕，避免使用蚊香、樟脑丸。不要在新装修好的居室里受孕，因为装修材料中的有害物质如甲醛、苯、甲苯、乙苯、氨等，无法在短时间内完全散发掉，会危及胎儿的健康，增加先天性畸形、白血病的发生风险。日常生活中，看电视要保持一定的距离，应避免或减少使用电热毯、微波炉、电吹风、加湿器、吸尘器、电磁炉、电熨斗等电器；注意洗手，做菜时餐具、砧板生熟分开，食物充分煮熟。备孕妇女应尽量选用宽松的棉质内衣、内裤；勤洗澡，但水温不宜过高，以淋浴为宜；避免烫发、染发、化浓妆、涂指甲油等行为；不使用含有铅、汞的化妆品。

(2)工作环境

在准备受孕前应暂时避开职业危害，及时调离能够接触到铅、汞、苯、镍、氨、放射线、放射性同位素、电磁波等有害物质的工作岗位。因为这些有毒有害的物质会损伤生殖功能，导致精子异常、流产、胎死宫内、早产、胎儿畸形等。尽量在孕前调离高强度和高精神压力的工作岗位。

(3)适当晒太阳

晒太阳可以使人体表皮中的7-脱氢胆固醇转变为维生素D。维生素D可以保证骨骼健康和神经肌肉功能正常，促进人体对钙

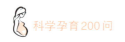

的吸收,提高人体的免疫力,从而降低自身免疫性疾病、糖尿病、感染性疾病等患病风险。

(4)尽量避免与宠物密切接触

有些宠物是某些寄生虫的宿主。寄生虫(如弓形虫)会影响胎儿健康。吃了被感染寄生虫的猫或狗排泄物污染的食物后会感染疾病,胎儿异常的发生率也会明显增加。所以,在备孕期准妈妈应尽量避免与宠物密切接触。

▷ 7. 备孕期避孕要注意什么?

一般来说,男用避孕套、女用避孕套、宫颈帽、阴道隔膜等屏障隔离避孕法对胎儿生长发育不会产生不利影响。

使用避孕药对妊娠可能产生不利影响。如果在使用长效避孕药,建议在孕前3~6个月停止使用,改用避孕套进行避孕;如果在使用短效避孕药,则停药次月即可考虑怀孕。

宫内节育器俗称"避孕环",对妊娠可能产生不利影响,建议备孕前6个月取环。女性取环后,应在正常月经来潮3次或半年后再试孕。在此期间建议采用避孕套进行避孕。

如果前次妊娠流产了,建议避孕3~6个月,待子宫内膜修复后再次妊娠。

▷ 8. 备孕期如何做到合理用药?

怀孕和药物的使用关系非常密切。药物在人体内代谢需要一定的时间,有些药物代谢、排泄速度比较慢,如果孕前较长时间使用,到怀孕时可能体内还有一定药物残留。因此如果准备怀孕,夫妇最好提前几个月避免服用药物。有些中草药和非处方药也对生育质量有不良影响,不能掉以轻心。计划怀孕时应该从孕前3个月就开始慎重使用药物。一般在医生开处方前就要说明自己的怀孕打算(包括丈夫,因为有些药物也会损伤精子)。

备孕夫妇要避免饮酒。酒精是一种明确的致畸剂,没有安全阈值,即使偶尔饮酒,也可能会影响胎儿颅面发育,因此避免饮酒是最安全的选择。

备孕夫妇要避免使用利巴韦林(病毒唑)。动物研究表明,利巴韦林会使胎儿四肢、眼和脑等部位发育缺陷的风险增加,与剂量正相关。药品生产厂家提示,服用本品的男性和女性均应避免怀孕,有效避孕应持续到药品停用6个月后,应至少采用两种避孕方式有效避孕。

爱美之心人皆有之,有些受痤疮困扰的女性平日可能会使用一些药物。但在备孕时用药一定要小心,要尽量避免使用维A酸类药物,孕期(或称妊娠期)则禁止使用。有专家建议,部分维A酸类制剂停药至少2年方可妊娠。

还有极个别自身免疫性疾病患者可能使用来氟米特。这类女性至少需停药2年或借助螯合剂(考来烯胺)降低血药浓度至0.02mg/L以下,才可以考虑受孕。

▷ 9. 预防接种需要吗?

预防接种是控制乃至消灭传染病最经济、安全和有效的手段。

建议孕前检查发现没有风疹病毒、乙肝病毒抗体的妇女接种相应的疫苗。

孕妇感染风疹后会出现先兆流产、难免流产、胎死宫内及胎儿畸形等严重后果。风疹疫苗可以用于预防风疹感染。该疫苗是活疫苗,至少要在孕前3个月注射疫苗。目前,国内使用最多的是麻腮风疫苗,注射一次可预防风疹、麻疹、腮腺炎三种疾病。接种疫

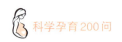

苗前、后和孕前都要进行风疹病毒抗体水平的监测。如果在不知道已经妊娠的情况下接种了该疫苗，或接种疫苗后立即受孕，也无须过分担忧，目前尚无这种情况下所生新生儿患先天性风疹综合征的病例报道。

乙肝疫苗可用于预防乙肝病毒感染，一般需要按照 0-1-6 的程序注射，即从第一针算起，在此后 1 个月时注射第二针，在 6 个月时注射第三针。加上注射后产生抗体所需要的时间，建议至少在孕前 9 个月进行注射。

还有一些疫苗，如水痘疫苗、流感疫苗等可根据自己的需求，向医生咨询，做出接种选择。

但无论注射何种疫苗，都应遵循至少在孕前 3 个月注射的原则，或在接受疫苗注射时要考虑到怀孕的问题。

接种疫苗的禁忌证也需要关注。以下情况不宜接种疫苗：有严重过敏史、过敏体质者；对疫苗任一成分过敏者；有免疫缺陷，或正在使用免疫抑制剂治疗者；严重心、肝、肾等疾病或活动性肺结核患者；惊厥、癫痫或脑部疾病患者；既往接种同类疫苗后出现严重的不良反应者。

提醒一下，万一被狗咬伤，一定要注射狂犬病疫苗！狂犬病疫苗是一种灭活疫苗，未发现对胎儿发育有影响。

▷ 10. TORCH 是什么？需要检查吗？

TORCH 由一组病原微生物英文名称的首字母组合而成，其中 T 指弓形虫（TOX），O 指其他（others，如梅毒螺旋体、微小病毒 B19 等），R 指风疹病毒（RV），C 指巨细胞病毒（CMV），H 主要指单纯疱疹病毒（HSV）。这些病原微生物可以通过胎盘垂直传播，引起宫内感染，造成早产、流产、死胎或胎儿畸形；或者通过产道感染新生儿,造成新生儿多系统、多脏器损伤和智力障碍等。

通过孕前TORCH筛查,可以了解备孕妇女是否感染过相关病原体或正在感染,明确是否需要接种疫苗,指导受孕时间,以避免这些病原微生物对胎儿的不良影响。非常有必要在准备怀孕前3~6个月进行TORCH筛查,特别是对于经常接触孩子的职业女性,或者喜欢吃生肉、寿司、未全熟牛排的女性,更加不能忽视这项检查。备孕妇女如果检查发现正在感染,应暂缓怀孕。如果在怀孕后进行TORCH检查,怀疑正在感染,确诊胎儿是否感染及评估预后难度较大。

风疹病毒(RV)感染是一种以斑丘疹、淋巴结肿大和发热为特征的感染性疾病。孕早期母体感染可能引起胎儿先天性风疹综合征,目前的医疗技术尚不能治疗。建议所有备孕妇女均行RV血清学免疫球蛋白G(IgG)和免疫球蛋白M(IgM)筛查。孕前IgG阴性的妇女是孕期RV感染的高危人群,建议孕前接种RV疫苗。孕前接种RV疫苗能够有效预防孕期感染RV,从而减少胎儿先天性风疹综合征的发生。

巨细胞病毒(CMV)属于疱疹病毒群,仅在人与人之间传播,目前尚无有效的疫苗能预防CMV感染。CMV是常见的导致先天性感染和造成永久性残疾的病毒,发达国家将其列为导致先天性感染最高级别的病毒。CMV感染的一个危险因素是与2岁以下儿童密切接触,因为2岁以下儿童的唾液、尿液及粪便中的CMV可以持续存活几个月或几年,是感染的主要来源。

弓形虫(TOX)广泛寄生在人和动物的有核细胞内,其病原体能经胎盘传播,可导致胎儿视觉和听觉丧失,智力和精神运动能力发育阻滞,癫痫发作,血液系统异常,肝脾肿大,甚至死亡。胎儿感染弓形虫,大多由孕妇原发感染所致。感染率受地区和生活习惯

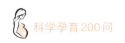

影响较大，生活在高热、潮湿地区和有生食肉类习惯的人群感染率较高。食用了污染的没有煮熟的肉类或其他污染的食物和水，可能感染弓形虫。建议所有备孕妇女在孕前检测弓形虫IgG和IgM的血清学水平，如果发生急性感染，应适当治疗，自确诊感染6个月后再备孕。减少弓形虫感染的建议：①孕期避免接触猫、狗等动物的唾液和排泄物，不与它们分享食物或共用器具；②蔬菜、水果清洗干净；③蛋、肉类要洗净并煮熟，器具生熟分开；④饭前、便后均要洗手；⑤做好家居环境卫生，防止动物粪便污染食物。

单纯疱疹病毒（HSV）分为Ⅰ型和Ⅱ型，两种类型均可导致生殖器疱疹。HSV一经感染，终身携带。该病毒潜伏在神经节，是一种嗜神经疱疹病毒。孕早、中期初次感染造成胎儿感染的概率极低，主要通过产道感染新生儿。70%的孕产妇直到发现新生儿被HSV感染后才知道自己被感染。孕前HSV筛查可为孕期检查结果提供对比基础值，帮助判断孕期是初次感染还是复发感染。孕晚期妇女患有原发性生殖器疱疹时，新生儿感染HSV的概率非常高，因此需采取剖宫产以降低感染风险。对于孕期复发的HSV感染，孕晚期可能需要治疗以抑制病毒复制，减少病毒传播的可能。

▷ 11. 孕前查血常规重要吗？地中海贫血需要筛查吗？

血常规检查的项目主要有红细胞计数、白细胞计数、血小板计数和血红蛋白含量等。通过检查可以发现有无贫血、血小板减少等异常。随着生活水平的提高，缺铁性贫血的发病率不断下降，但在一部分偏食或素食的备孕妇女中还会存在缺铁性贫血。一旦发现贫血，应积极治疗，同时增加食用瘦肉、猪血等含铁较丰富的食物。

血常规也是筛查地中海贫血最简单和最基础的方法。血红蛋白（Hb）正常或不同程度下降、平均红细胞体积（MCV）＜82fl、平均红细胞血红蛋白含量（MCH）＜27pg提示地中海贫血筛查阳性，建议进行地中海贫血基因检测。地中海贫血基因携带者非孕期会呈现不同程度的贫血，妊娠不仅会加重贫血程度，还会导致与贫血相关的产科合并症与并发症的发生风险增加。若夫妻双方均为同型地中海贫血基因携带者，生育重型地中海贫血患儿的风险增加。若在孕前发现为地中海贫血基因携带者，应进行遗传咨询，考虑是否行胚胎植入前遗传性诊断或在自然妊娠后尽早进行有创产前诊断技术。

地中海贫血是指由珠蛋白基因缺陷（突变、缺失）导致的一种或多种珠蛋白肽链合成障碍引起的遗传性溶血性贫血，是临床上最常见的单基因遗传病之一。地中海贫血的基因型与临床表现具有一定的相关性，不同基因型会呈现不同的临床表现。根据临床表现，α地中海贫血可分为静止型、轻型、中间型、重型；β地中海贫血可分为轻型、中间型、重型。本病呈世界性分布，多见于东南亚、地中海区域，我国西南、华南一带为高发地区。全世界每年出生的地中海贫血患儿超过5万名。我国重型和中间型地中海贫血患者约有30万人，地中海贫血基因携带者高达3000万人。长江以南为地中海贫血高发区，尤以两广地区最为严重，广西和广东地区地中海贫血基因携带率分别高达20%和10%。近年来，随着人口迁徙和南北通婚日益增多，地中海贫血基因携带者呈现向北蔓延趋势，地中海贫血防控不再局限于南方地区。对备孕夫妇开展地中海贫血基因规范筛查，并对携带者进行有效干预，是控制重型地中海贫血患儿出生和改善母儿结局的重要措施。

地中海贫血患者对叶酸的需求更高，建议所有患有地中海贫血的女性在孕前3个月开始每天补充5mg叶酸，以预防神经管缺

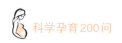

陷。轻型地中海贫血通常不需要治疗,然而与造血有关的维生素和微量元素(如维生素B_{12}、叶酸或铁)缺乏,可能会使患者合并缺铁或其他营养不良性贫血,建议定期检查。一旦发现相关维生素或微量元素缺乏,应及时补充,防止发生母儿相关合并症。建议中间型和重型地中海贫血患者到血液病专科进行检查和治疗。

▷ 12. 孕前要筛查甲状腺疾病吗? 如何防治? ——————

甲状腺疾病是育龄期妇女的常见疾病,我国非孕育龄妇女甲状腺功能异常的患病率为17.2%。孕产期常见甲状腺疾病有自身免疫性甲状腺炎、临床甲状腺功能减退(简称甲减)、亚临床甲减、甲状腺功能亢进(简称甲亢)、亚临床甲亢、妊娠一过性甲状腺毒症、甲状腺结节、碘缺乏病等,患病率较高,病情复杂,可能给母婴健康带来一定的危害。早在2007年,卫生部发布《孕前保健服务规范》,将甲状腺疾病纳入专项管理内容;2010年,我国卫生健康部门将血清促甲状腺素(TSH)纳入国家免费孕前优生健康检查项目。筛查甲状腺疾病已经是目前孕前保健服务的常规项目。

建议所有备孕妇女均进行甲状腺疾病筛查。筛查指标首选血清促甲状腺素(TSH)。如果TSH异常,要进一步完善游离甲状腺素(FT_4)、游离三碘甲状腺原氨酸(FT_3)、甲状腺过氧化物酶抗体(TPOAb)、甲状腺球蛋白抗体(TgAb)等的检测。也可选择同时检测血清TSH、FT_4、$TPOAb$、$TgAb$等指标。筛查结果如有异常,应及时复诊或至内分泌科就诊,分析病因,评估临床严重程度,必要时进行治疗。

备孕妇女还应积极预防碘缺乏病。食用加碘盐是最有效的补碘方式。依据我国现行食盐加碘含量,每千克食盐加碘25～30mg,碘的烹调损失率为20%,按每天摄入5g食盐计算,每天可摄入碘

100～120μg。如果不吃加碘盐,备孕期每天需要额外补碘150μg。补碘方式以碘化钾为宜,或者补充相同剂量碘化钾的复合维生素。开始补充碘的最佳时间是孕前至少3个月。无论是否食用加碘盐,健康备孕期妇女都可适当摄入富含碘的海产品,如紫菜、贻贝(淡菜)等,以增加碘的储备量。

建议已确诊甲亢或甲减妇女备孕前到孕前保健和内分泌专科门诊咨询检查。建议甲亢备孕妇女在甲状腺功能控制至正常并平稳后再怀孕。如果甲亢治疗疗程1年以上、用药剂量小、促甲状腺素受体抗体阴性,可以在专科医生指导下考虑停药备孕。如不能停药,建议备孕期将甲巯咪唑替换为丙硫氧嘧啶。建议甲减妇女备孕期和孕期选择左甲状腺素治疗。备孕期需调整左甲状腺素剂量,将TSH控制在参考范围2.5mU/L以下。

▷ 13. 孕前需要查乙型肝炎、梅毒和艾滋病吗? 有异常还能要宝宝吗?

乙型肝炎(简称乙肝)、梅毒和艾滋病都是危害极大的传染病,可通过母婴、血液及其制品、破损的皮肤黏膜和性接触等传播。母婴传播是乙型肝炎病毒、梅毒螺旋体和人类免疫缺陷病毒(HIV)的重要传播途径,是我国慢性乙型肝炎病毒感染的主要原因。

HIV感染者要经过数年甚至长达10年,或更长的潜伏期后才会发病;临床上有很多梅毒螺旋体感染者表现为长期潜伏,无临床症状,甚至不知道自己已感染;许多乙型肝炎病毒感染者也没有明显的临床表现,不知道自己已感染。多数感染者是通过血清学筛查发现的。

早在2009年,我国就开展了预防艾滋病、梅毒和乙肝母婴传播的项目,为所有孕产妇提供免费检测和针对性治疗。10多年的工作经验告诉我们:尽早进行艾滋病、梅毒和乙肝检测,规范落实预

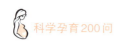

防母婴传播综合干预服务,最重要的是要进行及时规范治疗,可以最大限度地避免新生儿感染,可以把母婴传播的风险降到极低水平。

患上疾病是不幸的,但是通过母婴阻断可以生育健康宝宝。孕前筛查艾滋病、梅毒和乙肝,早做准备,生育健康宝宝的把握就更大。

▷ **14. 叶酸基因检测是怎么回事?**

叶酸是一种水溶性 B 族维生素,是生成正常红细胞、合成 DNA、氨基酸代谢和 DNA 甲基化过程的重要元素。围孕期女性叶酸摄入不足,可能增加胎儿神经管缺陷、出生低体重和胎盘早剥等风险;可使血浆中同型半胱氨酸浓度升高,与子痫前期等妊娠并发症的发生有关;缺乏较严重者,还可能出现巨幼红细胞贫血。

人体自身无法合成叶酸,因此必须从外界摄入。天然叶酸广泛存在于动植物类食品中,尤其在动物肝脏、葵花籽、蛋黄和多种蔬菜中含量较多。遗传流行病学研究发现,叶酸代谢主要受到亚甲基四氢叶酸还原酶(*MTHFR*)和甲硫氨酸合成酶还原酶(*MTRR*)基因的影响,其中起主要作用的是 *MTHFR* 基因 C677T 位点的突变情况。可以通过检测 *MTHFR* 和 *MTRR* 上与个体叶酸代谢能力差异相关的 3 个多态性位点,综合评估个体的叶酸代谢情况,指导叶酸补充剂量。

MTHFR 基因 C677T 位点检测结果一般分为 CC 型、CT 型、TT 型三种。CC 型是正常的,该类女性在怀孕前后 3 个月正常补充叶酸即可;CT 型有中度风险,亚甲基四氢叶酸还原酶活力下降,酶活性约为 CC 型的 65%,建议备孕妇女在孕前每天口服叶酸 0.4mg,怀孕之后每天口服叶酸 0.8mg,孕 12 周后可改为 0.4mg 并服用至孕足

月;TT 型有高度风险,亚甲基四氢叶酸还原酶活力明显下降,酶活性约为 CC 型的 30%,建议备孕妇女在备孕期和孕早期每天口服叶酸 0.8mg,孕 12 周后可改为 0.4mg 并服用至孕足月。

在备孕期和孕早期合理补充适量叶酸可有效降低新生儿出生缺陷风险,有助于防治不孕不育,提高妊娠成功率,降低妊娠期高血压疾病等妊娠并发症的发生率。

▷ 15. 高同型半胱氨酸血症是怎么回事?

同型半胱氨酸是一种含硫氨基酸,其再甲基化作用和转硫作用是生命存在不可缺少的关键反应,一旦此代谢发生紊乱,即可引起多种疾病。国际医学界大量的研究证实,高同型半胱氨酸血症是冠状动脉疾病、脑血管疾病、外周血管疾病的独立危险因素,并与关节炎、骨质疏松症、不孕不育、妊娠期疾病(妊娠并发症、习惯性流产)、老年痴呆、肿瘤及新生儿缺陷等疾病的发生发展高度相关。在心血管独立危险因素中,高同型半胱氨酸血症相对危险度排第二。监测和降低同型半胱氨酸的浓度,具有十分重要的临床意义。

高同型半胱氨酸血症通常分为Ⅰ、Ⅱ、Ⅲ和Ⅳ型。Ⅰ型高同型半胱氨酸血症是一种罕见的常染色体隐性遗传病,主要起病于婴幼儿期,其临床表现为晶状体异常、近视、骨骼细长、骨质疏松,智力运动发育迟滞,动静脉血管壁损伤、血栓栓塞,肾血管梗死,脑梗死等,可通过综合性携带者筛查联合胚胎植入前遗传学诊断进行精准预防,避免患儿出生。Ⅱ型高同型半胱氨酸血症由亚甲基四氢叶酸还原酶缺陷所致,是一种常见的先天性叶酸代谢障碍性疾病,临床表现严重程度不一,包括严重神经功能退化、早期死亡或无相关临床表现。Ⅲ型高同型半胱氨酸血症往往同时伴有甲基丙

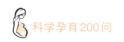

二酸尿症,临床表现复杂,个体差异很大,发病年龄阶段可从胎儿到成人。IV型高同型半胱氨酸血症主要由非基因突变的后天因素所致,包括年龄、性别、疾病、药物等因素造成的高同型半胱氨酸血症,通常出现在成年期,临床上可表现为卒中、老年痴呆、认知障碍等神经系统疾病,心脏疾病、骨质疏松、高血压、肿瘤、不孕不育、妊娠期疾病等。

叶酸、维生素 B_6 和甜菜碱是调节同型半胱氨酸水平的关键营养素。虽然高同型半胱氨酸血症导致的疾病临床表现复杂,人群分布广泛,但其干预治疗措施却相对简单易行,并且干预效果较好,只要日常定期进行检测和及时干预,就可以避免其带来的严重伤害。

▷ **16. 孕前有必要筛查宫颈癌吗?** ————————

宫颈癌是发生在子宫颈部位的恶性肿瘤,是女性生殖道最常见的妇科恶性肿瘤。近年来,宫颈癌的平均发病年龄在逐渐降低,有年轻化趋势。目前已经明确高危型人乳头状瘤病毒(HPV)持续感染是宫颈癌及癌前病变发生的必要因素,即宫颈发生癌变的过程中,HPV感染是最为关键的环节。在女性的一生中,感染高危型HPV的概率达70%以上,但只有不到10%的女性发展成宫颈癌或宫颈上皮内瘤变(CIN),主要原因是80%的女性的HPV感染为一过性。除持续性高危型HPV感染的作用外,宫颈癌的发生还需要其他内源性和外源性因子的共同参与和作用。行为性危险因素(如性卫生不良、有性传播疾病病史或者营养状况不良等)会增加宫颈癌的发生风险。

宫颈癌前病变和宫颈癌早期可以没有任何症状,宫颈细胞学检查及 HPV 检测是现阶段发现早期宫颈癌及癌前病变的主要初筛手段。通过对癌前病变的检查和处理可以有效控制宫颈癌的发生。西方国家的经验显示,宫颈癌的发生率在密切筛查的人群中降低70%～90%,所以非常有必要在孕前进行宫颈癌筛查。

我国指南建议备孕妇女进行子宫颈细胞学检查(1年内未查者)。

▷ **17. 孕前口腔健康重要吗?**

孕前口腔健康非常重要!由于孕妇的特殊生理改变,原本被忽视的或比较轻微的口腔疾病经常会在孕期发作或者加重,并对胎儿造成影响。例如,龋齿和牙周炎等口腔疾病都由细菌感染引起,细菌释放出毒素,通过母体影响胎儿,可能导致早产和低出生体重儿。许多孕妇会担心孕期用药对胎儿有不良影响。因此,孕前进行一次全面的口腔检查和必要的治疗十分重要。

牙龈炎是最常见的牙龈疾病,龈缘附近牙面上堆积的牙菌斑微生物是其直接病因,牙石、不良修复体、食物嵌塞等局部刺激因素均可诱发牙龈炎。妊娠本身并不会引起牙龈炎,但由于妊娠时性激素水平的改变,牙龈对局部刺激的反应性增强,使原有的慢性炎症加重,牙龈红肿明显、容易出血,或在龈乳头形成龈瘤样改变(即妊娠期牙龈瘤)。孕前通过牙齿洁治彻底去除菌斑、牙石,消除造成菌斑滞留和刺激牙龈的因素,可减少妊娠期牙龈炎的发生。

智齿冠周炎好发生于18～35岁的青年人。临床上偶可见到因智齿冠周炎治疗不到位,发展为颌面部多间隙感染,进而危及自身或胎儿生命的严重病例。孕前拔除阻生智齿是根治智齿冠周炎、防止其发生严重并发症的主要措施。

对于口腔内已存在的龋齿,应在孕前充填治疗;对于不能保留的残根、残冠,亦应在孕前予以拔除。因其在孕妇抵抗力降低时,

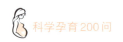

易形成牙髓炎、根尖炎、根尖周炎等病症，成为口腔感染病灶。

牙周炎是一类由牙菌斑微生物所引起的牙周支持组织的慢性感染性疾病，导致牙周支持组织炎症、牙周袋形成、进行性附着丧失和牙槽骨吸收，最终造成牙齿松动、脱落或被拔除。有人发现，患重症牙周炎的孕妇分娩低出生体重儿的危险度增高7.5倍，应在孕前进行系统治疗。

因此，建议所有备孕妇女在孕前6个月请口腔科医生做一次全面的口腔检查，以便及时发现牙病，并进行治疗。

▷ 18. 孕前发现子宫肌瘤怎么办？

子宫肌瘤是子宫平滑肌组织增生而形成的良性肿瘤，是女性最常见的良性肿瘤。确切病因尚未明了。高危因素为年龄>40岁、初潮年龄小、未生育、晚育、肥胖、多囊卵巢综合征、激素补充治疗、黑色人种及子宫肌瘤家族史等，这些因素均与子宫肌瘤的发病风险增加密切相关。

随着我国"三孩政策"的实施，妊娠合并子宫肌瘤的孕妇越来越多。绝大多数孕妇孕期平稳，无需特殊处理。

子宫肌瘤与妊娠可相互影响。黏膜下肌瘤可影响受精卵着床，导致早期流产；肌壁间肌瘤过大，因机械压迫宫腔变形或内膜供血不足可引起流产；带蒂浆膜下肌瘤扭转时可出现肌瘤坏死，从子宫上脱落，引起流产、感染。当胎盘种植于子宫肌瘤或其附近时，胎盘早剥、流产、早产和产后出血的发生率增加。多发性子宫肌瘤可增加胎位异常和早产的风险。妊娠期由于子宫血流循环增加，肌瘤可能随之增大，引起子宫肌瘤变性，如红色变性。肌瘤红色变性的临床表现为肌瘤迅速长大，剧烈腹痛，发热和白细胞计数升高，采用保守治疗多数能缓解。子宫肌瘤会增加剖宫产和早产的可能性。

如有子宫肌瘤,应该在孕前咨询,了解妊娠与子宫肌瘤的关系,评估能否妊娠。如果肌瘤直径小于4cm,无症状,多数可备孕。子宫肌瘤合并月经过多或异常出血(甚至导致贫血),或压迫泌尿系统、消化系统、神经系统等引起相关病症且经药物治疗无效,子宫肌瘤合并不孕等,建议手术治疗;子宫肌瘤患者准备妊娠时若肌瘤直径≥4cm,也建议剔除。子宫肌瘤剔除术后需严格避孕,术中未进宫腔者一般需避孕6个月,进宫腔者需避孕12个月;子宫肌瘤剔除术后3年内争取妊娠,3年后子宫肌瘤复发率明显增加。子宫肌瘤剔除术后妊娠发生子宫破裂的风险增加。

▷ 19. 有剖宫产手术史,备孕要注意什么?

随着围产医学的发展,手术、麻醉技术及药物治疗条件的改进,剖宫产手术的安全性不断提高,剖宫产已成为处理难产、妊娠合并症和并发症,挽救产妇和围产儿生命的有效手段。世界各国剖宫产率也随之升高。世界卫生组织(WHO)在全球剖宫产率的调查报告中指出,剖宫产的孕产妇发生严重并发症的危险度明显高于阴道自然分娩的孕产妇。

剖宫产手术会在子宫上留有瘢痕,有剖宫产史的女性再次妊娠时发生胎盘植入、前置胎盘、子宫破裂、产后出血等问题的风险明显增加。一般来说,子宫下段横切口发生破裂风险较低,而宫体部切口发生破裂风险较高,重复剖宫产的妇女子宫破裂的危险性增加。

有剖宫产史的备孕妇女最好在剖宫产手术满两年后再怀孕。准备怀孕前,一定要去正规医院进行妇科和B超检查,了解子宫恢复情况,排查有无剖宫产术后子宫瘢痕憩室形成。

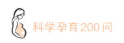
剖宫产术后子宫瘢痕憩室又称剖宫产术后子宫切口缺损，指剖宫产术后子宫切口愈合不良，子宫瘢痕处肌层变薄而形成的与宫腔相通的一个凹陷或腔隙。子宫瘢痕憩室可导致部分患者出现一系列相关的临床症状，影响生命质量，且再次妊娠时可增加剖宫产术后子宫瘢痕妊娠、大出血、凶险性前置胎盘、子宫破裂等的风险。

如子宫瘢痕部位有憩室形成，需充分评估后再计划妊娠，必要时手术治疗。腹腔镜手术适用于子宫前壁下段肌层厚度＜3mm且有再生育要求的患者，术后需避孕，待切口愈合后才可再次妊娠，但仍有再次形成剖宫产术后子宫瘢痕憩室的可能。

此外，有剖宫产手术史的妇女在孕早期就需要去医院进行B超检查，确定孕囊着床是否靠近子宫瘢痕部位，如果确诊子宫瘢痕妊娠，应尽早终止妊娠。对于有剖宫产手术史的孕妇，需加强孕期母儿监测，如有子宫破裂征兆，及时就诊；分娩前充分评估，选择合适的方式终止妊娠，多数学者认为应选择剖宫产术作为分娩方式。

▷ 20. 有高血压、糖尿病等慢性疾病该如何备孕？

患有糖尿病、高血压、肾脏疾病、癫痫等慢性病的女性，如果怀孕会成为高危孕产妇，严重者会危及生命。怀孕后，也易发生胎儿发育不良、流产、早产、死胎、死产、出生缺陷，后果严重。备孕夫妇若患慢性病，应在孕前进行全面评估，在专业医师指导下先行治疗，待病情控制稳定后再怀孕。

对于糖尿病妇女，非计划妊娠可增加胎儿畸形的风险，无妊娠计划者应落实有效避孕措施。计划妊娠前应进行孕前咨询和病情评估，评估内容包括血糖控制水平，有无糖尿病视网膜病变、糖尿病肾病、神经病变和心血管疾病等。如果眼科检查发现增殖性糖尿病视网膜病变,应采取激光治疗,可减少糖尿病视网膜病变加重的风险。妊娠可造成轻度糖尿病肾病妇女暂时性肾功能减退,肾功能不全较严重的妇女不宜妊娠。研究证明,孕前及孕早期糖化血红蛋白升高与多种胎儿畸形相关,尤其是无脑儿、小头畸形、先天性心脏病、肾脏发育畸形和尾骨退化综合征与糖化血红蛋白的升高正相关;孕前应尽量控制血糖,如糖化血红蛋白控制在6.5%以内,胎儿先天性畸形的发生率可明显降低。计划妊娠前调整相关降糖药物的应用,一般需要将口服降糖药物替换为注射胰岛素,推荐口服小剂量叶酸或含叶酸的多种维生素。建议所有患糖尿病、糖尿病前期的备孕妇女到营养门诊就诊,合理膳食、适当运动,坚持健康生活方式,肌醇或维生素D的补充可能也有一定的益处。

高血压是以体循环动脉压增高为主要临床表现的心血管综合征,分为原发性高血压和继发性高血压。高血压的诊断主要根据诊室测量的血压值。测量安静休息坐位时上臂肱动脉部位血压,一般非同日测量的三次血压值均收缩压≥140mmHg和(或)舒张压≥90mmHg可诊断为高血压。95%高血压患者的病因不明,称为原发性高血压;5%患者的高血压是某种疾病(如肾脏疾病、肾上腺疾病和药物不良反应等)的一种表现,称为继发性高血压,具有明显的家族聚集性。高血压与不健康的饮食、精神应激、吸烟、口服避孕药和超重肥胖等因素相关。妊娠期高血压疾病严重威胁母儿健康和安全,是产科常见的并发症,也是孕产妇死亡和围产儿死亡的重要原因之一。目前,将妊娠期高血压疾病概括为4类,包括妊娠高血压、子痫前期-子痫、妊娠合并慢性高血压、慢性高血压伴发子痫前期。妊娠期高血压疾病的孕妇发病原因复杂。高血压女性罹患冠心病、糖尿病、肾脏疾病、血栓形成、脑血管意外、主动脉夹层等疾病的风险增加,在孕期可能并发子痫前期-子痫,严重危害母

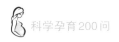

婴健康。高血压女性计划妊娠前应进行孕前咨询和病情评估,包括尿液分析、肾功能、血糖、血脂水平、甲状腺功能、同型半胱氨酸水平、25-羟维生素D(25-OH-VD)、心电图、心脏超声等检查。轻度高血压、无重要器官功能受损和高危因素者,一般可以耐受妊娠。血压>160/110mmHg、心功能Ⅲ~Ⅳ级、肾功能不全、年龄超过35岁、合并糖尿病、甲状腺功能亢进、结缔组织疾病等其他内科疾病患者,不宜妊娠。现有证据表明,孕早期应用拉贝洛尔、硝苯地平短效或缓释片等药物,不明显增加胎儿致畸风险,可在孕前以及孕期应用;孕中晚期禁止使用血管紧张素转换酶抑制剂(卡托普利、依那普利等)和血管紧张素Ⅱ受体拮抗剂(氯沙坦、缬沙坦、奥美沙坦、厄贝沙坦及坎地沙坦等)。鼓励健康的饮食和生活习惯,如规律的体育锻炼、控制食盐摄入(<5g/d)、戒烟等;鼓励超重孕妇控制体重至体质指数18.5~23.9kg/m²,腹围<80cm,以减小妊娠时的发病风险,并利于长期健康。

慢性肾脏病是我国常见的重大慢性疾病之一,发病率高,危害大。很多常见的慢性肾脏病好发于育龄期妇女,处理不好将危害母婴健康。原发性肾脏病包括各种急慢性肾炎、肾病综合征、肾盂肾炎、多囊肾、肾脏肿瘤等。慢性肾脏病亦可继发于糖尿病、高血压、泌尿系统结石、子痫前期、妊娠期急性脂肪肝、血栓性血小板减少性紫癜、溶血性尿毒症、系统性红斑狼疮、抗磷脂综合征及肾毒性药物等。妊娠期妇女特有的生理变化使其更容易发生急性肾损伤和泌尿系统感染。妊娠期母体原有肾脏疾病可加重,蛋白尿增多,血压升高,子痫前期发病率增加;慢性肾脏病对胎儿的影响包括流产、发育异常、胎死宫内、胎儿生长受限、早产、新生儿重症监护室入住率升高等。以往认为患慢性肾脏病的妇女不宜妊娠,近年随着围产期保健和治疗技术的进步,此类妇女妊娠成功率显著增高。慢性肾脏病患者计划妊娠前应进行孕前咨询和病情评估，包括测量血压，观察水肿，检查血常规、尿常规及肝肾功能等，检测自身免疫性肾病相关抗体、补体等，还可行泌尿系统超声检查以评估肾脏形态改变，肾盂、输尿管积水情况。应多学科参与，评估是否可以妊娠，并根据病情调整用药以减少对胎儿的不良影响。患者应调整饮食和生活方式，以适应妊娠期的病理生理变化。肾脏病史女性应避免劳累，防止受凉感冒，保持良好的生活习惯，戒烟酒，加强营养，提高机体免疫力，必要时减轻体重。计划妊娠时停用妊娠期禁忌的药物，补充多种维生素。不适宜妊娠者应严格避孕，避免使用含雌激素的药物。

▷ 21. 受孕的奥秘是什么？

对于育龄期的女性，完整的生育功能是完成生育必不可少的。完整的生育功能包括有规律的排卵、生殖管道的通畅及容受功能良好的子宫内膜。受精的完成和胚胎的发育还需要功能良好的精液（男方）、卵巢黄体功能的支持和母体营养的支持。

正常情况下，女性的月经周期为21～35天，经期为3～7天。规律性月经周期下卵巢内卵泡定期发育、成熟和排出，它是成功妊娠的必要条件。每个周期排卵一次，排卵时间一般在下次月经前的14天左右，一般无明显的感觉，部分女性可有下腹部轻微酸胀感。排卵期前阴道分泌物增多、稀薄透明如蛋清样。排卵前2～3天及排卵后1～2天为易受孕期。在易受孕期进行性生活可提高受孕的机会。男方射出的精子通过阴道、子宫颈管、子宫腔进入输卵管，在此过程中精子获能；卵子从卵巢排出，经输卵管伞端进入输卵管；精子和卵子在输卵管壶腹部相遇，此时许多精子围绕一个卵子，由精子顶部分泌出来的顶体酶溶解卵子外围的放射冠和透明

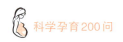

带,从而使一个最活泼精子进入卵子内,这样精子和卵子就结合成为受精卵;受精卵一边分裂增殖,一边缓慢地移向子宫,在受精6～7天后胚胎植入子宫内膜(称为着床),再继续发育形成胚胎。

正常的精子在女性生殖道内可存活3～5天并保持受精的能力,但是卵子排卵后只有12～24小时的成功受孕能力。研究提示大多数成功的妊娠性交发生在排卵前的6天内,那段时间内受孕的概率较高。因此为增加受孕的机会,建议在预估的排卵期前的6天内隔日同房,以增加受孕的概率。性生活的频率并非越高越好,性生活频率过高,精液数量和精子密度降低,使得精子活动率和生存率降低,受孕的机会将会减少;而性生活频率低,受孕的概率也低;每周以保持2次左右性生活为宜。在射精时,男性的阴茎插入越深,越靠近宫颈,越有利于受孕。射精后,宜采用抬高女性臀部的体位,使精液有更多的机会进入子宫,增加受孕的概率。

计划妊娠时,女性应尽可能保持心态的平和,避免紧张的工作、学习和生活。育龄期夫妇在自然周期正常性生活频率的情况下,一年的受孕率可达85%左右。

月经周期不规律的女性由于发生不排卵的可能性大,应在孕前进行咨询,必要时进行促排卵或定期孕激素撤退等治疗。

▷ 22. 孕前需要监测排卵吗?

一般情况下,计划妊娠的妇女没有必要进行特别的排卵监测,刻意地对排卵进行监测反而会增加心理压力,导致不排卵。

对于某些备孕时间较长或月经周期不规律的女性,监测排卵可能会有帮助。目前有多种排卵监测方法,包括宫颈黏液监测、基础体温监测、尿黄体生成素(LH)试纸检测、超声监测等方法。

宫颈黏液的自我监测是了解是否排卵以及何时排卵的一个比

较简便的方法。月经干净后卵巢分泌雌激素,使得宫颈黏液分泌量增多、清澈、稀薄,精子容易穿透,在排卵前会越来越明显;排卵后卵巢分泌的孕激素抑制宫颈黏液的分泌,使之变得混浊和黏稠。了解宫颈黏液分泌的规律,对于指导同房的时间很有意义。

基础体温监测有助于确定排卵发生的时间和了解黄体功能。人体处在清醒而又非常安静,不受肌肉活动、精神紧张、食物及环境温度等因素影响时的状态称作"基础状态",基础状态下的体温,就叫作"基础体温",也称"静息体温",通常在早晨起床前测定。女性的基础体温随月经周期而变动,在卵泡期内体温较低,排卵日最低,排卵后升高 $0.3\sim0.6℃$。

尿 LH 试纸检测结果阳性提示,在 $24\sim48$ 小时内排卵的概率为 90%。正常女性体内保持微量的 LH;在月经中期 LH 的分泌量快速增加,形成一个 LH 峰,并在此后的 28 小时内,刺激成熟卵子的释放,即排卵。尿 LH 试纸能准确地检测出 LH 的峰值水平,从而预知最佳的受孕时间。

超声监测排卵较为复杂,需要通过连续多次的阴道超声监测,对于了解优势卵泡的发育有帮助,适用于不孕症患者的受孕指导或治疗。

▷ 23. 辅助生殖是怎么回事？

不孕(育)症是由多种病因导致的一种生育障碍状态。女性无避孕性生活至少 12 个月而未孕,称为不孕症;对男性则称为不育症。既往从未有过妊娠,未避孕而从未妊娠者为原发不孕;既往有过妊娠史,后未避孕性生活连续 12 个月而未孕者为继发不孕。我国不孕(育)症发病率为 7%～10%。女方不孕症主要原因为盆腔因素和排卵障碍;男方不育症主要因素有精液异常和性功能障碍。

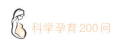

还有不明原因的不孕，因目前的检测诊断水平受限，难以确定明确病因。建议男女双方同时就诊并进行检查，尽可能明确病因，以便合理选择治疗方案。

辅助生殖技术是指在体外对配子和胚胎进行显微操作，帮助不孕夫妇受孕的技术，包括人工授精、体外受精-胚胎移植及其衍生技术等。

人工授精是将精子通过非性交方式注入女性生殖道内，使其受孕的一种技术。具备正常发育的卵泡、正常范围的活动精子数目、健全的女性生殖道结构、至少有一条通畅的输卵管的不孕（育）症夫妇，在需要时可以考虑实施人工授精治疗。

体外受精-胚胎移植技术是指从女性卵巢内取出卵子，在体外与精子发生受精并培养3～5天，再将胚胎移植到宫腔内，使其着床发育成胎儿的过程，俗称试管婴儿。1978年，世界第一例"试管婴儿"诞生；1988年，我国大陆第一例"试管婴儿"诞生。临床上对输卵管性不孕症、原因不明的不孕症、子宫内膜异位症、排卵异常、宫颈因素不孕症及男性因素不育症等患者，在通过其他常规治疗仍无法妊娠时，均可以考虑采用试管婴儿助孕。

根据不同不孕（育）症病因的治疗需要，衍生一系列相关的辅助生殖技术，包括配子和胚胎冷冻、囊胚培养、卵泡浆内单精子注射、胚胎植入前遗传性检测及卵母细胞体外成熟等。

胚胎植入前遗传性检测（PGT）主要用于单基因遗传病、染色体病患者及可能生育异常患儿的高风险人群等，将产前诊断提早到胚胎期，避免了孕中期产前诊断后引产对孕妇的伤害。

▷ 24. 有过不良孕产史该怎么办？

不良孕产史是指曾发生自然流产、死胎、死产、新生儿死亡，或生育过畸形儿、运动智力低下儿等,也包括异位妊娠史、葡萄胎等滋养细胞疾病史。

建议有不良孕产史的女性孕前评估尽量查明不良孕产史的原因,及早干预和监测,尽可能防止不良妊娠的再次发生。

自然流产是妇产科最常见的妊娠并发症之一。育龄期女性发生1次自然流产的风险为10%左右。复发性流产(RSA)的发生率为1%~5%,流行病学调查显示,年龄和既往流产次数是复发性流产的主要危险因素。回顾性研究表明,20~29岁女性发生流产的风险最低,30岁之后显著上升,45岁以后流产的概率可达50%以上。仅有1次流产史的女性,其再次流产的风险较低,随着流产次数的增加,再次流产的发生概率将显著增加,尤其是发生3次及以上流产的女性,其再次流产的概率可达40%以上。复发性流产的病因主要包括染色体或基因异常、解剖结构异常、自身免疫性疾病、血栓前状态、内分泌因素、感染因素、男方因素及环境心理因素等。相当一部分复发性流产的具体原因及发病机制不明,排除以上因素后称为原因不明复发性流产。对于2次及以上自然流产史的复发性流产患者,建议进行系统的病因筛查,尽早干预以降低再次妊娠流产的风险。

出生缺陷是指胚胎或胎儿发育紊乱引起的身体结构、功能或代谢异常,通常包括先天畸形、染色体异常、遗传代谢性疾病、先天性功能异常(如盲、聋和智力障碍)等。出生缺陷是导致早期流产、死胎、婴幼儿死亡和先天残疾的主要原因。出生缺陷病种多,病因复杂,目前已知的出生缺陷超过8000种,基因突变等遗传因素、母体营养状况、致畸药物、病毒感染、环境因素(如酒精、射线、高热、噪声)等均可导致出生缺陷的发生。据估算,我国出生缺陷总发生率约为5.6%。建议有分娩出生缺陷儿病史的备孕夫妇在计划妊娠

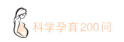

时,接受免费孕前优生健康检查,有条件的进行遗传病携带者筛查和营养状况评估等检查,增补叶酸和含叶酸的多维元素片,关注维生素A、维生素D和碘等关键营养素的摄入,合理用药,戒烟禁酒,避免接触生活及职业环境中的有毒有害物质,必要时进行遗传咨询,合理选择胚胎植入前遗传性检测等辅助生殖技术,有效减少单基因遗传病和染色体病患儿的出生。

▷ 25. 如何做好孕前心理准备?

妊娠、分娩和哺乳是妇女人生中的一段特殊时期和经历。该时期妇女不仅会出现身体和生理变化,还会出现一系列的心理反应。目前,研究发现,良好的心理状态对孕产妇和胎婴儿的健康有积极促进的作用。特别是原本有急躁、苛求、敏感、悲观失望、患得患失、怨天尤人等情绪的女性,一定要调整好自己的心情,让自己变得愉悦而安然。

很多久试不孕或者既往发生过自然流产的妇女容易产生紧张、焦虑、自责、抑郁的情绪,这些负面、消极的情绪又会影响内分泌功能,导致排卵障碍,从而影响妊娠。对于不孕症的心理干预研究提示,支持小组和行为治疗小组的方式可以增加不孕妇女的妊娠率。因此,在自我心理调整效果不佳时,必要的心理干预有助于孕育。

孕育一个健康的孩子是每一对夫妻的愿望,在做出要孩子的决定后,会经历从妊娠、生产到哺育的全过程。这个过程要占用很多时间,这些时间将对生活、学习和工作产生较大影响。夫妻双方要共同承担起责任,做好计划妊娠的准备工作,丈夫要更加关心妻子,妻子要更加体贴丈夫。夫妻关系协调,心情舒畅,有利于性生活和谐及受孕。夫妻共同努力,有助于安然度过孕育这段时间。

第二章

围孕期营养攻略

人类的进步、未来和希望都源于对新生命的孕育。孕妇、乳母、婴幼儿和儿童营养,特别是生命早期营养对增进健康和预防慢性病的作用,越来越为世人所关注。生命早期1000天的营养已成为预防成年慢性病的机遇窗口和重要手段。

▷ 1. 营养是什么？孕期营养重要吗？

营养是人体从外界环境摄取食物,经过消化、吸收和代谢,利用其有益物质,供给能量,构成和更新身体组织,以及调节生理功能的全过程。

营养素是指为维持机体繁殖、生长发育和生存等一切生命活动和过程,需要从外界环境中摄取的物质,包括碳水化合物、脂类、蛋白质、维生素、矿物质、膳食纤维和水。蛋白质、脂类和碳水化合物都属于在体内代谢过程中能够产生能量的营养素,因此被称为产能营养素。

孕期是生命早期1000天机遇窗口的起始阶段,营养作为最重要的环境因素,对母子双方的近期和远期健康都将产生至关重要的影响。孕期胎儿的生长发育、母体乳腺和子宫等生殖器官的发育,以及为分娩后乳汁分泌进行必要的营养储备,都需要额外的营养。孕期营养不良不仅与流产、早产、难产、死胎、畸形胎儿、低出

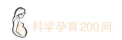

生体重、巨大胎儿、妊娠贫血、子痫前期、妊娠糖尿病、产后出血等相关,也会对子代出生后的成长和代谢产生不利的影响。因此,指导孕妇合理摄入由多样化食物组成的营养均衡膳食,对保障母婴安全十分重要。

▷ 2. 人体必需营养素有哪些?

食物中存在哪些人体必需的营养素?人体应该摄取多少营养素才能满足健康的需要?近两百年来,营养科学界一直围绕这两个基本问题进行着不懈的探索。经过营养学家们一百余年的工作,如今已确认的人体必需营养素有42种。

42种人体必需营养素包括蛋白质中的9种氨基酸(异亮氨酸、亮氨酸、赖氨酸、蛋氨酸、苯丙氨酸、苏氨酸、色氨酸、缬氨酸、组氨酸),脂类中的2种多不饱和脂肪酸(亚油酸、α-亚麻酸),1种碳水化合物,7种常量元素(钾、钠、钙、镁、硫、磷、氯),8种微量元素(碘、硒、铜、钼、铬、钴、铁、锌),14种维生素(维生素A、维生素D、维生素E、维生素K、维生素B_1、维生素B_2、烟酸、泛酸、维生素B_6、生物素、叶酸、维生素B_{12}、胆碱、维生素C),以及水。

上述营养素均为人体存活、生长和健康所必需,但在体内不能合成,食物中缺乏或比例不当可造成特异性缺乏病,只有这些营养素或其前体物质可以预防特异性缺乏病。对人体而言,这42种营养素中的任何一种都不能缺乏!

▷ 3. 什么是膳食营养素参考摄入量?

居民膳食营养素参考摄入量是为了保证人体合理摄入营养素而设定的每天平均膳食营养素摄入量的一组参考值。

中国居民膳食营养素参考摄入量由中国营养学会2023年修订

并发布,包括7项内容:平均需要量(EAR)、推荐摄入量(RNI)、适宜摄入量(AI)、可耐受最高摄入量(UL)、宏量营养素可接受范围(AMDR)、预防非传染性慢性病的建议摄入量(PI-NCD,简称"建议摄入量")和特定建议值(SPL)。

①平均需要量:某一特定性别、年龄及生理状况群体中个体对某营养素需要量的平均值。摄入量达到EAR水平时可满足群体中50%个体对该营养素的需要,而不能满足另外50%个体的需要。针对人群,EAR可以用于评估群体中摄入量不足的发生率;针对个体,可以检查其摄入不足的可能性。

②推荐摄入量:可以满足某一特定群体中绝大多数(97%~98%)个体的需要。长期摄入RNI水平,可以维持组织中有适当的营养素储备和机体健康。RNI是健康个体的膳食营养素摄入量目标。

③适宜摄入量:通过观察或实验获得的健康人群某种营养素的摄入量,能满足目标人群中几乎所有个体的需要。当健康个体摄入量达到AI时,出现营养缺乏的危险性很小;如长期摄入超过AI,则有可能产生毒副作用。

④可耐受最高摄入量:平均每天可以摄入该营养素的最高量。这个量对一般人群中的几乎所有个体均不至于损害健康。当摄入量超过UL时,发生毒副作用的危险性会增加。在大多数情况下,UL包括膳食、强化食物和添加剂等各种来源的营养素之和。

⑤宏量营养素可接受范围:脂肪、蛋白质和碳水化合物理想的摄入量范围,常用能量摄入量的百分比表示。该范围有利于降低慢性病的发生危险。

⑥预防非传染性慢性病的建议摄入量:以非传染性慢性病的一级预防为目标,提出的微量营养素的每天建议摄入量。目前仅

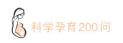

钠（Na）、钾（K）和维生素 C 有建议摄入量。

⑦特定建议值：常用于食物中植物化学物摄入量的一个建议水平。一个人每天膳食中这些食物成分的摄入量达到这个水平，有可能降低非传染性慢性病的发生风险。中国营养学会对科学证据比较充分的植物甾醇、番茄红素、叶黄素、大豆异黄酮、花色苷等几种植物性食物成分提出了特定建议值。

▷ **4. 常见膳食模式有哪些?**

膳食模式亦称膳食结构，是指膳食中各个食物的品种、数量及其比例和消费的频率。膳食模式的形成是一个长期的过程，受一个国家或地区的人口、农业生产、食物流通、食品加工、消费水平、饮食习惯、文化传统、科学知识等多种因素的影响。

常见的膳食模式包括以植物性食物为主的膳食模式、以动物性食物为主的膳食模式、动植物食物平衡的膳食模式、地中海膳食模式、素食模式、DASH（dietary approaches to stop hypertension，高血压防治计划）膳食模式、低脂膳食模式、低碳膳食模式及基于膳食指南的健康膳食模式等。

①以动物性食物为主的膳食模式：又称西方膳食模式，是多数欧美发达国家的膳食模式，属于营养过剩型的膳食模式。红肉、加工肉制品、黄油、油炸食品、高脂肪乳制品、甜食、精制谷物、土豆和高糖饮料摄入较多。优点是优质蛋白质在膳食结构中占的比例高；缺点是膳食提供的能量过剩，容易引发肥胖、高脂血症、糖尿病、心血管疾病、肿瘤等慢性病。

②以植物性食物为主的膳食模式：也称温饱模式，较多摄入蔬菜、水果、坚果和全谷物食品，较少摄入精加工谷类、高糖食品、红肉和加工肉制品。营养缺乏病是以植物性食物为主膳食模式人群

的主要营养问题。

③动植物食物平衡的膳食模式：以动物性和植物性食物构成平衡的膳食结构，多以日本居民的典型膳食模式为代表，也称为日本模式或营养均衡型模式，膳食中的动物性食物与植物性食物的比例适当。三大营养素的供给能量比例合适，膳食纤维比较丰富，有利于避免营养缺乏和营养过剩引起的疾病的发生。

④地中海膳食模式：泛指希腊、西班牙、法国和意大利南部等处于地中海沿岸的南欧各国以蔬菜、水果、鱼类、五谷杂粮、豆类和橄榄油为主的饮食模式。该膳食模式的特点是蔬菜、水果、全谷类、豆类和坚果摄入量较高；适量摄入奶制品，且多为奶酪和酸奶；适量摄入红酒和鱼类等海产品；肉类及其制品摄入量较低；食物加工程度低而新鲜度高；橄榄油为主要食用油，也是主要的脂肪来源。营养特点是高膳食纤维、高维生素、高单不饱和脂肪酸及低饱和脂肪。大量调查研究发现，地中海膳食模式可以降低心血管疾病、2型糖尿病、代谢综合征、认知障碍和某些肿瘤的发病风险，被认为是一种健康的膳食模式。

⑤素食模式：一种不包含动物性食物的膳食模式。国际素食者联合会将素食主义定义为一种"不食用肉、家禽、鱼及其制品，食用或不食用奶制品和蛋类"的生活习惯。根据不同膳食组成，素食又可分为生素食、半素食、纯素食、蛋素食、奶素食、蛋奶素食、鱼素食和果素食等不同素食类型。每种素食类型各有特色，包含或排除一定的食物种类。素食者易出现缺铁性贫血，也容易缺乏优质蛋白、维生素 B_{12}、钙、锌等，不适合围孕期妇女。

⑥DASH膳食模式：又称终止高血压膳食，是一种通过增加蔬菜、水果、鱼和低脂食物摄入量，减少红肉、饱和脂肪酸及甜食摄入量而进行高血压防治的膳食模式。该膳食模式的营养特点是高

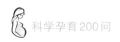

钾、高镁、高钙、高蛋白及高膳食纤维。研究发现，DASH膳食模式不仅可以降低血压，还可以降低心血管疾病、肿瘤、胰岛素抵抗和血脂异常的发生风险。

⑦低脂膳食模式：膳食中脂肪提供的能量占总能量的比例＜30%，且来自饱和脂肪酸的供能比＜10%。当脂肪供能比＜15%时，称为极低脂膳食。低脂膳食是亚洲国家很早就习惯的一种膳食模式，能量供应主要来自碳水化合物。低脂膳食的组成非常复杂，它取决于代替脂肪供能的是碳水化合物还是蛋白质。若降低膳食中脂肪的供能比，转而增加碳水化合物尤其是精制糖（蔗糖、果糖）的摄入量，对心血管健康并不有利。

⑧低碳膳食模式：碳水化合物的供能比低于正常，而脂肪或蛋白质供能比较高。目前对低碳膳食还没有统一的定义，一般认为低碳膳食的碳水化合物供能比低于25%，即每天碳水化合物低于125g/2000kcal。若碳水化合物供能比低于10%，即每天碳水化合物低于50g/2000kcal，可认为生酮膳食。生酮膳食能在短时间内降低心血管疾病的发生风险，对肥胖、2型糖尿病和非酒精性脂肪肝的改善有显著的效果，比其他饮食疗法更立竿见影。但营养学家和临床医师仍然对生酮膳食长期的有效性持保守态度。

⑨基于膳食指南的健康膳食模式：膳食指南是由营养健康权威机构为某地区或国家的普通民众发布的膳食指导性意见，以营养学原则为基础，结合本国或本地的实际情况，以促进合理营养、改善健康状况为目的，教育国民如何明智而可行地选择食物、调整膳食。世界上很多国家制定了本国的膳食指南。全面采用健康膳食模式，需要个人、家庭、社区、行业和政府部门的共同努力。平衡膳食模式是中国居民膳食指南的核心。

平衡膳食模式、地中海膳食模式及DASH膳食模式通常被认为是健康膳食模式。

▷ 5.《中国居民膳食指南》推荐的膳食模式是什么？

我国的膳食指南首次发布于1989年,中国营养学会组织专家分别于1997年、2007年、2016年和2022年对膳食指南进行了4次修订。最新版《中国居民膳食指南》发布于2022年4月,强调平衡膳食模式。

平衡膳食模式是经过科学设计的理想膳食模式,符合营养科学原理和中国居民膳食营养素参考摄入量。该模式结合我国居民营养与健康和慢性病的最新研究成果,所推荐的食物种类和比例能最大限度地满足不同年龄阶段、不同能量需要水平的健康人群的营养与健康需要,同时考虑我国食物资源、饮食文化特点和食物系统的可持续发展等因素,是《中国居民膳食指南》的核心。平衡膳食模式中提及的所有食物推荐量都是以原料生重可食部计算的,食物多样,是保障膳食平衡和合理营养的基础。

《中国居民膳食指南》推荐的平衡膳食模式囊括五大类人体必需的基本食物,包括谷薯类、蔬菜水果类、禽畜鱼蛋奶类、大豆坚果类及烹饪用的油盐等,食物多样,推荐的食物品种丰富(每周25种以上);谷薯类提供能量占总能量的50%左右,是能量主要来源;动物性食物比例低,属于辅助性食物;少油、少盐,控糖、限酒。

对于健康而言,无论是南方还是北方,城市还是农村,平衡膳食模式都同样适用。为了保持和改善营养与健康状况,应把平衡膳食作为一个营养目标,努力争取,逐步达到。

▷ 6. 一般人群膳食指南有哪些核心内容？

(1)食物多样,合理搭配

食物多样是平衡膳食模式的基本原则。多样的食物应包括谷薯类、蔬菜水果类、畜禽鱼蛋奶类、大豆坚果类等。建议平均每天摄入12种以上食物,每周25种以上。谷薯类为主是平衡膳食模式的重要特征,建议平均每天摄入谷薯类食物200~300g,其中全谷物和杂豆类50~150g,薯类50~100g。每天的膳食应合理组合和搭配,平衡膳食模式中碳水化合物供能占膳食总能量的50%~65%,蛋白质占10%~15%,脂肪占20%~30%。

(2)吃动平衡,健康体重

体重是评价人体营养和健康状况的重要指标,运动和膳食平衡是保持健康体重的关键。各个年龄段人群都应该坚持每天运动,维持能量平衡,保持健康体重。体重过低和过高均易增加疾病的发生风险。推荐每周应至少进行5天中等强度身体活动,累计150分钟以上;坚持日常身体活动,主动身体活动最好每天6000步;注意减少久坐时间,每小时起来动一动,动则有益。

(3)多吃蔬果、奶类、全谷物、大豆

蔬菜、水果、奶类和大豆及其制品是平衡膳食的重要组成部分,坚果是膳食的有益补充。蔬菜和水果是维生素、矿物质、膳食纤维和植物化学物的重要来源。奶类和大豆类富含钙、优质蛋白质和B族维生素,对降低慢性病的发病风险具有重要作用。推荐餐餐有蔬菜,每天摄入不少于300g蔬菜,深色蔬菜应占1/2。推荐天天吃水果,每天摄入200~350g新鲜水果,果汁不能代替鲜果。吃各种各样的奶制品,摄入量相当于每天300ml以上液态奶。经常吃全谷物、豆制品,适量吃坚果。

(4)适量吃鱼、禽、蛋、瘦肉

鱼、禽、蛋和瘦肉可提供人体所需要的优质蛋白质、维生素A、B族维生素等,有些也含有较高的脂肪和胆固醇。动物性食物优选鱼和禽类,鱼和禽类脂肪含量相对较低,鱼类含有较多的不饱和脂肪酸。蛋类中各种营养成分齐全,瘦肉中脂肪含量较低。过多食用烟熏和腌制肉类可增加部分肿瘤的发生风险,应当少吃。推荐成人平均每天摄入动物性食物总量120~200g,相当于每周摄入鱼类2次或300~500g、畜禽肉300~500g、蛋类300~350g。

（5）少盐少油,控糖限酒

我国多数居民摄入食盐、烹调油和脂肪的量过多。食盐、烹调油和脂肪摄入过多是目前肥胖、心脑血管疾病等慢性病发病率居高不下的重要因素,因此应当培养清淡饮食习惯,推荐成人每天摄入食盐不超过5g、烹调油25~30g,避免过多动物性油脂及饱和脂肪酸的摄入。过多摄入添加糖的食物可增加龋齿和超重的发生风险,建议不喝或少喝含糖饮料,推荐每天摄入糖不超过50g,最好控制在25g以下。儿童、青少年、孕妇、乳母不应饮酒,成人如饮酒,一天饮酒的酒精量不超过15g。

（6）规律进餐,足量饮水

规律进餐是实现合理膳食的前提,应合理安排一日三餐,定时定量、饮食有度,不暴饮暴食。早餐提供的能量应占全天总能量的25%~30%,午餐占30%~40%,晚餐占30%~35%。水是构成人体成分的重要物质并发挥着多种生理作用。水摄入和排出的平衡可以维护机体适宜水合状态和健康。建议低身体活动水平的成人每天饮 7~8 杯水,相当于男性每天喝水 1700ml,女性每天喝水1500ml。每天主动、足量饮水,推荐喝白水或茶水,不喝或少喝含糖饮料。

（7）会烹会选,会看标签

了解各类食物营养特点,挑选新鲜的、营养素密度高的食物,学会通过食品营养标签的比较,选择购买较健康的包装食品。烹饪是合理膳食的重要组成部分,学习烹饪和掌握新工具,不仅能传承当地美味佳肴,做好一日三餐,还能实践平衡膳食,享受营养与美味。

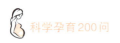

(8)公筷分餐,杜绝浪费

日常饮食卫生应注意选择当地的、新鲜卫生的食物,不食用野生动物。食物制备应生熟分开,储存得当。多人同桌,应使用公筷公勺、采用分餐或份餐等卫生措施。勤俭节约是中华民族的文化传统,人人都应尊重和珍惜食物,在家在外按需备餐,不铺张不浪费。

▷ 7. 孕期体重增长多少合适?

体重增长是反映孕妇营养状况最实用的直观指标,与胎儿出生体重、妊娠并发症等妊娠结局密切相关。为保证胎儿正常生长发育、避免不良妊娠结局,应使孕期体重增长保持在适宜的范围。

孕期应每周测量1次体重。除了使用校正准确的体重秤,还要注意每次称重前均应排空大、小便,脱鞋帽和外套,仅着单衣,以保证测量数据的准确性和监测的有效性。

2022年8月,国家卫生健康委员会发布《妊娠期妇女体重增长推荐值标准》,给出了孕期妇女体重增长范围及孕中期和晚期每周体重增长推荐值。此推荐值按孕前体质指数进行分类,适用于单胎妊娠妇女。平均而言,孕期总增重约12kg较为适宜,其中孕早期增重不超过2kg,孕中晚期每周增重约350g。孕前体重较轻的妇女孕期增重可稍多,孕前超重/肥胖者孕期增重应减少。推荐我国孕前体重正常妇女孕期增重8~14kg,孕前低体重者增重11~16kg,超重者增重7~11kg,肥胖者增重5~9kg。对于身材低于140cm,或体重大于130kg或患有疾病的女性,孕期体重增长范围及其管理应该由临床医生视具体情况而定。详见表2-1。

目前国内尚无基于不同孕前体质指数的双胎妊娠妇女孕期增重推荐值,多数专家建议参考美国医学研究院的推荐,孕前体重正常者建议孕期增重16.7～24.3kg,孕前超重者建议孕期增重13.9～22.5kg,孕前肥胖者建议孕期增重11.3～18.9kg。也有专家建议:双胎妊娠妇女,孕期体重增加目标为18kg;在孕20周后,每周增重为650g。

平衡膳食和适度的身体活动是维持孕期体重适宜增长的基础,身体活动还有利于愉悦心情和自然分娩,健康的孕妇每天应进行不少于30分钟的中等强度身体活动。体重增长不足者,可适当增加高能量密度食物的摄入量;体重增长过多者,应在保证营养素供应的同时注意控制摄入的总能量,并适当增加身体活动。增重异常者请及时到营养咨询门诊就诊。

表2-1　孕期单胎妊娠妇女体重增长范围及孕中晚期每周体重增长推荐值

孕前体质指数分类	总增长值范围/kg	孕早期增长值范围/kg	孕中晚期每周体重增长值及范围/kg
低体重(BMI<18.5kg/m²)	11.0～16.0	0～2.0	0.46(0.37～0.56)
正常体重(18.5kg/m²≤BMI<24.0kg/m²)	8.0～14.0	0～2.0	0.37(0.26～0.48)
超重(24.0kg/m²≤BMI<28.0kg/m²)	7.0～11.0	0～2.0	0.30(0.22～0.37)
肥胖(BMI≥28.0kg/m²)	5.0～9.0	0～2.0	0.22(0.15～0.30)

▷ 8　孕期和哺乳期营养增加多少合适？

孕期胎儿生长发育,母体乳腺和子宫等变化,产后乳汁分泌也需要在孕期进行脂肪储备,这些都需要额外的营养。孕期妇女应在孕前平衡膳食的基础上,根据胎儿生长速率及母体生理和代谢变化适当调整进食量。孕早期胎儿生长发育速度相对缓慢,孕妇所需营养与孕前差别不大。孕中期开始,胎儿生长发育逐渐加速,

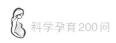

营养需要增加,应在一般人群平衡膳食的基础上,适量增加奶、鱼、禽、蛋和瘦肉的摄入量,食用碘盐,合理补充叶酸和维生素D,以保证对能量、优质蛋白质、钙、铁、碘、叶酸等营养素的需要。哺乳期妇女需要分泌乳汁哺育后代,补偿妊娠、分娩时的营养素损耗,各器官、系统功能也在恢复中,因此比一般育龄妇女需要更多的营养。具体膳食营养素的推荐内容来源于《中国居民膳食营养素参考摄入量》。

(1)能量

成人膳食能量需要量:低强度身体活动水平女性为1700kcal,中等强度身体活动水平女性为2050kcal;孕中期、孕晚期和哺乳期能量在非孕基础上每天分别增加250kcal和400kcal;多数孕妇为低强度身体活动。实际需要变异较大。低体重妇女在孕期摄入较高的能量,能够改善新生儿的体重和身长,减少胎儿风险;较高体重的孕妇摄入较高的能量可能增加妊娠糖尿病等妊娠并发症的发生,增加妊娠风险。

(2)蛋白质

建议成年女性每天蛋白质膳食推荐摄入量:普通成年女性55g,孕早期55g,孕中期70g,孕晚期85g,哺乳期80g。植物性蛋白质有谷类、豆类;动物性蛋白质有畜禽肉、鱼、蛋类、奶类。谷类蛋白质的利用率通常较低,孕期要保证动物性蛋白质的摄入。

(3)脂类

推荐孕期和哺乳期妇女膳食脂肪供能比为20%~30%。反式脂肪酸不利于人体健康,其摄入量应限制在1%以下。常见的含反式脂肪酸的食物有人造奶油、起酥油、煎炸食物。饱和脂肪酸占能量的百分比应低于10%,摄入过多会导致超重,易引起妊娠并发症,常见的含饱和脂肪酸的食物有动物内脏、肥肉、棕榈油、椰子油、可可脂、全牛奶制品和油炸食品等。磷脂及长链多不饱和脂肪酸［如花生四烯酸（ARA）和二十二碳六烯酸（DHA）］对胎儿脑和视网膜的发育有重要的作用,可适当多吃鱼类等水产品。单不饱和脂肪酸没有多不饱和脂肪酸的脂质过氧化反应,对人体健康更有益处,应占脂肪供能的 1/3 以上,如橄榄油、山茶油等。

（4）碳水化合物

在孕期,葡萄糖是胎儿代谢所必需的主要能量来源。如果母体碳水化合物摄入过少,机体需分解脂肪以供应能量。脂肪氧化过程中产生的酮体堆积,可导致酮症。中国营养学会推荐孕期和哺乳期妇女碳水化合物供能比为 50%～65%,添加糖的供能比＜10%。碳水化合物摄入量在孕早期与孕前相同,在孕中晚期每天控制在 200～250g,哺乳期再适当增加 30～50g,添加糖的摄入量应控制在 50g 以下。食物中碳水化合物主要来源于谷物、杂豆、薯类等。

（5）脂溶性维生素

维生素 D 是一种脂溶性的开环固醇类物质,包括动物来源的维生素 D_3 和植物来源的维生素 D_2。维生素 D 亦被视作激素原。维生素 D 在体内经 25-羟化酶的催化合成 25-羟维生素 D,是体内的主要贮存形式,反映体内维生素 D 的营养状态。25-羟维生素 D 经过 1α 位羟化生成 1,25-双羟维生素 D。1,25-双羟维生素 D 是体内维生素 D 的主要活性代谢物,与组织中广泛存在的维生素 D 受体结合,发挥激素样作用。1,25-双羟维生素 D 促进钙、磷在肠道中的吸收以及肾小管对钙的重吸收,维持血液中钙和磷的正常水平,保证骨骼健康和神经肌肉功能正常。维生素 D 的骨骼外作用包括对肌肉、心血管、代谢、免疫、肿瘤发生、妊娠和胎儿发育等多方面的影响。有文献报道,孕期维生素 D 缺乏可导致母体和新生儿钙代谢紊乱,包括新生儿低钙血症、手足搐搦,婴儿牙釉质发育不良及母体骨质软化症。维生素D的天然食物来源不多。表皮中的7-脱氢胆固醇经阳光中的紫外线照射后可转变为维生素D_3。准妈妈要多在户外阳光下活动,或在医生指导下补充维生素D制剂。孕期和哺乳期维生素D推荐摄入量均为400IU/d。UL值为2000IU/d。

维生素A对胎儿的生长发育、骨骼和胎盘的生长、免疫系统的形成及母婴的视力维护等均有重要作用。研究证实,孕期维生素A缺乏或过量均会导致胎儿死亡或畸形发生。维生素A主要来源于肝脏、牛奶、蛋黄等。维生素A原主要来源于绿色或红黄色蔬菜(如菠菜、胡萝卜、西兰花、南瓜、油菜、青椒等)和螺旋藻等,需在肠道内转化成维生素A后才有生物学活性。维生素A推荐摄入量:孕早期为660μg RAE/d[1],孕中晚期为730μg RAE/d,乳母1260μg RAE/d。UL值为3000μg/d(10000IU/d)(不包括来自膳食的维生素A原)。市场上销售的孕妇奶粉绝大多数强化了维生素A,摄入时应注意补充的总量。

维生素E是生育酚与三烯生育酚的总称,其主要生理功能:具有抗氧化作用,维持生育功能和免疫功能,保护红细胞膜,并影响蛋白质及脂类的代谢。维生素E在孕期推荐摄入量为14mg α-TE/d[2],哺乳期为17mg α-TE/d。维生素E广泛存在于各种食物中,在植物油、麦胚、大豆、坚果中含量丰富。

(6)水溶性维生素

维生素B_1(硫胺素)参与碳水化合物代谢和能量生成。维生素B_1缺乏主要损害神经和血管系统,也会影响胃肠道功能,进一步加重早孕反应,因此在备孕期及孕早期要特别注意多摄入富含维生素B_1的食物。维生素B_1推荐摄入量:孕早期1.2mg/d,孕中期1.4mg/d,

---

①RAE表示视黄醇活性当量。

②α-TE表示α-生育酚当量。

孕晚期 1.5mg/d, 乳母 1.5mg/d。维生素 B_1 含量丰富的食物有全谷类、豆类及干果类, 动物内脏、瘦肉、禽蛋中含量也较高。

维生素 B_2 (核黄素) 主要功能是构成体内许多黄素酶的辅酶, 这些酶参与三羧酸循环及呼吸链中氧化还原反应与能量代谢。维生素 B_2 缺乏可引起口腔生殖器综合征, 还可导致缺铁性贫血, 影响胎儿生长发育, 甚至导致胎儿畸形。维生素 B_2 推荐摄入量: 孕早期 1.2mg/d, 孕中期 1.3mg/d, 孕晚期 1.4mg/d, 乳母 1.7mg/d。维生素 B_2 广泛存在于动物性与植物性食物中, 包括奶类、蛋类、肉类、谷类、蔬菜和水果等。

维生素 B_6 被磷酸化后参与体内氨基酸、糖原、脂肪酸、同型半胱氨酸等的代谢, 参与造血及某些微量营养素的转化与吸收, 调节神经递质的合成和代谢。维生素 B_6 推荐摄入量: 孕期 2.2mg/d, 乳母 1.7mg/d。UL 值为 60mg/d。维生素 B_6 广泛存在于各种食物中, 含量最高的食物为干果、鱼肉、禽肉类, 其次为豆类、肝脏等。

维生素 B_{12} 是一种预防和治疗恶性贫血的维生素。维生素 B_{12} 缺乏可导致巨幼红细胞贫血、高同型半胱氨酸血症和神经系统的损害。孕妇维生素 B_{12} 缺乏还会引起早产。维生素 B_{12} 推荐摄入量: 孕期 2.9mg/d, 乳母 3.2mg/d。维生素 B_{12} 主要食物来源为肉类、动物内脏、鱼、禽、贝壳类及蛋类, 乳及乳制品中含量少; 植物性食品基本不含维生素 B_{12}。

维生素 C 又名抗坏血酸, 主要生理功能: 具有羟化作用、抗氧化作用, 提高机体免疫力和解毒。维生素 C 长期严重缺乏可导致坏血病。维生素 C 推荐摄入量: 孕早期 100mg/d, 孕中期 115mg/d, 孕晚期 115mg/d, 乳母 150mg/d。UL 值为 2000mg/d。维生素 C 在食物中的主要来源是新鲜的蔬菜与水果。

叶酸是细胞增殖、组织生长和机体发育不可缺少的营养素, 主要生理功能:参与核酸和蛋白质合成,参与DNA甲基化,参与同型半胱氨酸代谢。叶酸缺乏可导致巨幼红细胞贫血和高同型半胱氨酸血症。孕期叶酸缺乏会引起胎儿神经管缺陷,自发性流产、先兆子痫、胎盘早剥的发生率也可能增高。孕期叶酸推荐摄入量为600μg DEF/d[1]。UL值为1000μg/d。叶酸可来源于肝脏、豆类和深绿色叶菜,但食物中叶酸的生物利用率仅为补充剂的50%左右。

(7)矿物质

矿物质包括常量元素和微量元素两大类。在人体中含量＞0.01%的元素称为常量元素,其中含量较多的为钙、磷、钾、钠、氯、镁、硫7种;在人体中含量＜0.01%的元素称为微量元素,包括铁、铜、锌、碘、锰、钼、钴、铬、镍、锡、钒、硅、氟和硒等。

钙是人体含量最多的矿物元素,是构成骨骼和牙齿的主要成分,参与维持多种生理功能。在雌激素作用下,孕期钙吸收率会增加,以保障胎儿获得充足钙。胎盘对钙的转运是主动逆浓度差进行的,其过程涉及维生素D及其依赖的钙结合蛋白。孕期补钙可降低母体妊娠期高血压疾病的发生风险;孕期钙供给不足,可影响母体骨密度,影响胎儿骨骼系统发育。钙推荐摄入量:孕期和哺乳期800mg/d。UL值为2000mg/d。钙的最好来源是奶及奶制品,豆类及豆制品。

铁的主要生理功能:参与体内氧的运送和组织呼吸过程,维持正常的造血功能。孕期对铁营养的需要增加。孕早期贫血与早产、低出生体重儿等有关。严重贫血还可增加围产期孕产妇输血风险。铁推荐摄入量:孕早期18mg/d,孕中期25mg/d,孕晚期29mg/d,哺乳期24mg/d。动物肝脏、血、瘦肉是铁的良好来源,蛋黄、豆类、某些蔬菜也提供部分铁。膳食中充足的维生素C有助于铁的吸收

---

[1]DEF表示膳食叶酸当量。

和利用。

碘在人体内主要参加甲状腺素的生成。碘对人类发育的每一个过程,包括胎儿、新生儿、儿童和成人都可产生影响。胎儿期缺碘可引起克汀病。孕期严重缺碘可引起婴儿不可逆的精神和躯体的发育迟缓,也可发生流产。碘推荐摄入量:孕妇230μg/d,乳母240μg/d。UL值为500μg/d。食物来源:碘强化食盐、海产品等。建议孕期每周进食1~2次富含碘的海产品,如海带、紫菜、贻贝(淡菜)等。

锌参与人体内多种金属酶的组成,可促进机体的生长发育和组织再生;促进食欲;促进性器官的发育和维持性功能的正常;保护皮肤健康;参与免疫过程。母体摄入充足的锌可促进胎儿的生长发育和减少先天性畸形的发生。锌推荐摄入量:孕妇10.5mg/d,乳母13mg/d。UL值为40mg/d。锌普遍存在于各种食物中,动物性食物(如牡蛎、鲱鱼、肉类、动物肝脏、蛋类)含锌量丰富且吸收率高。铁剂补充30mg/d以上可能干扰锌的吸收,建议缺铁性贫血孕妇治疗期间同时补充锌15mg/d。

(8)膳食纤维

膳食纤维是植物的一部分并不被人体小肠消化吸收的一大类糖类物质,对人体有着显著的健康益处,可降低糖、脂肪的吸收和减缓血糖的升高,预防并改善便秘和肠道功能紊乱。我国成人膳食纤维的适宜摄入量为25~30g/d,孕中晚期和哺乳期增加4g/d,每天至少全天谷物的1/3为全谷物食物,蔬菜水果摄入至少达到500g。全谷物、豆类、水果、蔬菜及马铃薯是膳食纤维的主要来源。孕期应该多食含膳食纤维丰富的食物,如蔬菜、低糖水果和粗粮类。

(9)水

水是地球上最常见的物质之一,是包括人类在内所有生命生存

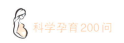

的不可缺少的资源,也是生物体十分重要的组成部分。越来越多的证据表明,水作为营养学分类中的一种其他膳食成分,摄入不足会影响机体的功能甚至健康。水推荐摄入量:孕妇1700ml/d,乳母2100ml/d。每天摄入的水来源于饮水及食物水。其中饮水为白水与饮料的饮用量之和。食物水来自主食、菜、零食和汤,包括食物本身含的水分和烹调过程中加入的水。常见含水分较多(≥80%)的食物主要有液态奶、豆浆、蔬菜类、水果类等,以及汤类和粥类。

▷ 9. 什么是全谷类食物?

谷类包括大米、小麦、玉米、大麦、小米、高粱、燕麦、荞麦等。淀粉是谷类食物的主要成分,占40%~70%,是最经济的膳食能量来源。由于食用量大,谷类是膳食中B族维生素(维生素B_1、维生素B_2和烟酸)的重要来源。

全谷物指完整的谷物种子或虽经碾磨、粉碎等加工过程但仍保留了与完整谷物一致的胚乳、胚芽与麸皮比例,如糙米、全麦仁、玉米粒、燕麦、小米、高粱、荞麦、青稞等未精加工的整粒“种子”就是100%的全谷物食物,保留了全部可食用组分和天然营养成分。

为了追求口感和风味,精白米、精白面往往更受消费者欢迎。但是由于过度加工,谷物籽粒的谷皮、糊粉层、胚芽被分离出去,仅留下淀粉含量高的胚乳部分,从而导致营养价值下降,膳食纤维损失严重,B族维生素和矿物质的损失达60%~80%。所以大米、面粉不是越白越好,从营养学角度,提倡适量地吃全谷物。

杂豆含50%~60%的淀粉,经常被作为主食看待,主要有赤豆、芸豆、绿豆、豌豆、鹰嘴豆、蚕豆等,并含有约20%的蛋白质,与谷类食物搭配食用,可以起到很好的蛋白质互补作用。杂豆中B族维生素含量比谷类高,也富含钙、磷、铁、钾、镁等矿物质。传统食用方法是整粒煮或粉碎做馅,可以对全谷物起到良好的补充作用。

　　长期只食用精白米和精白面对健康不利,可造成维生素和矿物质摄入不足,甚至导致维生素缺乏病,尤其是维生素 B_1 缺乏症(临床常见),准妈妈应高度重视。维生素 B_1 缺乏症又称"脚气病",是缺乏水溶性维生素 B_1 引起的全身疾患,主要损害神经-血管系统,以多发性神经炎、肌肉萎缩、组织水肿、心脏扩大、循环失调及胃肠道症状为主要特征。早孕妊娠剧吐会加重维生素 B_1 缺乏,病情进展可发生韦尼克脑病(Wernicke encephalopathy),可能危及生命。维生素 B_1 缺乏症多发生在以加工精细白米面为主食的人群,治疗及时可完全恢复。

▷ **10. 孕早期怎么吃?**

　　准妈妈的膳食非常重要,孕早期无明显早孕反应者可继续保持孕前平衡膳食。参照中国营养学会发布的《中国备孕妇女平衡膳食宝塔》,推荐每人每天摄入谷类200～250g(其中全谷物和杂豆75～100g),薯类50g,奶类300g,瘦畜禽肉40～65g,鱼虾类40～65g,蛋类50g,新鲜蔬菜类300～500g,水果类200～300g,大豆15g,坚果10g,植物油25g,加碘食盐5g,每天饮水1500～1700ml。

　　孕早期应继续增补叶酸,多摄入富含叶酸的食物。常吃含铁丰富的食物,如动物血、瘦肉、肝脏等动物性食物,黑木耳、红枣等植物性食物。摄入加碘食盐,适量增加海产品的摄入,至少每周摄入一次,如海带、紫菜、海苔、鱼、虾、贝类等。海草类食物含碘量高,甲状腺疾病患者应谨慎食用。有条件的孕妇应筛查血液25-羟维生素D,若发现缺乏症则及时补充维生素D,适当晒太阳。吃卫生新鲜的食物,少吃烟熏、腌制和深度加工食品,避免食用生的食物。不吸烟,不饮酒,远离二手烟和毒品。夫妻一方或双方吸烟或

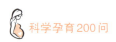

饮酒,可能影响精子或卵子的发育,也可能影响受精卵在子宫的顺利着床和胚胎发育,从而导致流产。酒精还可以通过胎盘进入胎儿血液,造成胎儿酒精综合征,导致胎儿在宫内与出生后发育障碍,其主要临床特征为智力低下、特殊面容和多发畸形。

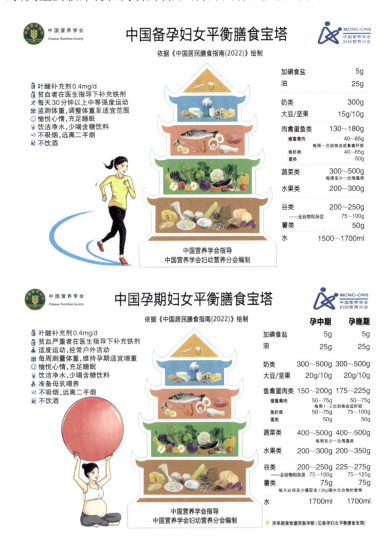

▷ **11. 早孕呕吐怎么办?**

妊娠后许多孕妇会有早孕反应,多在停经6周左右出现恶心、呕吐、头晕、乏力、嗜睡、食欲缺乏、厌恶油腻、喜欢吃酸的食物。有0.3%～1%孕妇发展为妊娠剧吐,出现严重持续的恶心、呕吐,并引起脱水、酮症甚至酸中毒,需住院治疗。早孕呕吐可能与血绒毛膜促性腺激素水平升高有关。约60%的妊娠剧吐患者可伴发短暂的甲状腺功能亢进,呕吐的严重程度与游离甲状腺素水平显著相关。精神过度紧张、焦虑、抑郁及经济生活状况较差的孕妇易发生妊娠剧吐。

早孕呕吐或食欲不佳的孕妇不必过分强调平衡膳食,可根据个人的饮食嗜好和口味选用清淡适口、容易消化的食物,少食多餐,尽可能多地摄入食物。为避免酮体对胎儿神经系统发育的不利影响,每天必须摄取至少130g的碳水化合物,最好摄入150g以上的碳水化合物。满足130g碳水化合物的食物:200g左右的全麦粉;或者170～180g大米;或者大米50g、小麦精粉50g、鲜玉米(可食部分)、薯类150g的食物组合。应首选富含碳水化合物、易消化的谷物及其制品,如米饭、馒头、面包、粥、面条、烤面包、烤馒头片、饼干等。也可根据孕妇的口味选用富含碳水化合物的薯类、根茎及瓜果等。保证足够维生素和矿物质的摄入,若摄入有困难,可适量补充多维片;保证足够的休息和睡眠,不强迫进食,尽量保持愉快情绪,可考虑回到母亲身边得到帮助和安慰。食糖、蜂蜜等食物主要成分为简单碳水化合物,易被人体吸收,可为进食少或孕吐严重者迅速补充身体需要的碳水化合物。多数轻度呕吐者在孕10周开始缓解,孕12～16周可自行消失。

反复呕吐者进食进水困难,营养严重缺失,可能引起代谢紊

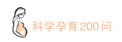

乱,应尽早去医院检查治疗。如尿常规检查发现尿酮体(++)及以上,需住院治疗。住院后每天静脉补液,同时给予补充维生素、氯化钾等治疗,纠正脱水及电解质紊乱,配合止吐治疗。经上述治疗,大多数患者病情会很快得以改善,症状随妊娠进展逐渐消失,母儿预后多数良好。

▷ **12. 如何保证充足的优质蛋白质的摄入?**

蛋白质是由氨基酸以肽键连接在一起,并形成一定空间结构的高分子有机化合物,是生物体的重要组成成分和生命活动的物质基础。氨基酸是组成蛋白质的基本单位,人体必需氨基酸有9种:异亮氨酸、亮氨酸、赖氨酸、蛋氨酸、苯丙氨酸、苏氨酸、色氨酸、缬氨酸和组氨酸。

孕期,胎儿、胎盘、羊水、血容量的增加,以及母体子宫、乳房等组织的生长发育约需925g蛋白质,其中胎儿体内约440g,胎盘100g,羊水3g,子宫166g,乳腺81g,血液135g。由于胎儿早期肝脏尚未发育成熟而缺乏合成氨基酸的酶,所有氨基酸均是胎儿的必需氨基酸,需母体提供。2023年《中国居民膳食营养素参考摄入量》建议:孕早期膳食蛋白质不需增加,每天摄入55g;孕中期每天增加15g,总量70g;孕晚期每天增加30g,总量85g;哺乳期增加25g,总量80g。

植物性蛋白质有粮谷类、豆类。谷类含蛋白质8%左右,赖氨酸含量较低,蛋白质的利用率通常不高。豆类含丰富的蛋白质,杂豆类蛋白质含量大多在20%左右,大豆更是含量高达35%左右,氨基酸组成也比较合理。动物性蛋白质有肉类、蛋类、奶类。肉类包括禽、畜和鱼的肌肉,新鲜肌肉含蛋白质15%~22%;蛋类含蛋白质11%~14%;奶类一般含蛋白质3%~3.5%;肉、蛋、奶都是优质蛋白质的重要来源。

为保证充足的优质蛋白质的摄入,准妈妈在整体维持平衡膳食基础上,要保证动物性蛋白质的摄入。孕中期开始每天增加奶200g,使奶的总摄入量达到500g/d,可选用液态奶、酸奶和适合孕妇食用的奶粉,在正餐或加餐时食用,选用低脂奶可减少饱和脂肪酸的摄入;要注意区分乳饮料和乳类,多数乳饮料中含乳量并不高,不能代替奶。孕中期增加动物性食物(鱼、禽、蛋、瘦肉)25g/d,摄入总量达到150～200g/d。孕晚期需再增加25g/d,使摄入总量达到175～225g/d,以满足对优质蛋白质、维生素A、钙、铁等营养素和能量增加的需要。鱼类尤其是深海鱼类(如三文鱼、鲱鱼、凤尾鱼等)含有较多 $n-3$ 多不饱和脂肪酸,其中的二十二碳六烯酸(DHA)对胎儿脑和视网膜功能发育有益,每周至少食用2～3次。每天推荐食用大豆20g、坚果10g,如果摄入量达不到推荐量,则需要适量增加动物性食物。同等重量的鱼类与畜禽类食物相比,提供的优质蛋白质含量相差无几,但鱼类所含脂肪和能量明显少于畜禽类。因此,当孕妇体重增长较多时,可多食用鱼类而少食用畜禽类,食用畜禽类时尽量剔除皮和肥肉,畜肉可优先选择脂肪含量较少的牛肉。

▷ 13. DHA需要补充吗?

脂类是脂肪和类脂的统称。脂肪是由1分子甘油和1～3分子脂肪酸所形成的酯,包括甘油一酯、甘油二酯、甘油三酯。食物中的脂类95%为甘油三酯。类脂主要有卵磷脂、神经磷脂、胆固醇等。脂肪酸是脂肪的重要结构组分,通常可分为饱和脂肪酸、单不饱和脂肪酸、多不饱和脂肪酸。一般来说,人体细胞中不饱和脂肪酸的含量至少是饱和脂肪酸的两倍。

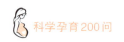

二十二碳六烯酸(DHA)是视网膜光受体中最丰富的多不饱和脂肪酸。DHA 和花生四烯酸(ARA)是大脑中最丰富的两种长链多不饱和脂肪酸,从孕 26 周开始在胎儿大脑中积累,持续至出生后两岁。DHA 对人类生命早期脑和视网膜的发育有重要的作用。有研究发现,孕期增补鱼油可延长胎龄,降低早产风险,并适度促进胎儿生长;哺乳期增补鱼油可降低婴儿食物过敏、湿疹发生率,提高睡眠质量。

在体内 DHA 可通过食物中的 α-亚麻酸合成,但转化率低。人体所需 DHA 主要通过膳食摄取,主要来源为富脂鱼类、海藻等。中国营养学会提出,孕妇和乳母每天摄入 DHA 不少于 200mg。加强DHA 摄入,每周食鱼 2~3 餐且有 1 餐以上为富脂海产鱼,每天食鸡蛋 1 个。若膳食不能满足推荐的 DHA 摄入量,可应用 DHA 补充剂。母体通过胎盘向胎儿优先传输 DHA,孕妇补充含 DHA 的鱼油及含 α-亚麻酸的植物油可提高其 DHA 水平。综合现有研究证据,适量补充 DHA 是安全的,联合国粮农组织专家委员会建议孕期和哺乳期妇女摄入 DHA 上限为 1g/d。

▷ 14. 孕期需要补充维生素 D 吗?

维生素 D 是人类必需的一种脂溶性维生素,包括动物来源的维生素 D_3 和植物来源的维生素 D_2。在体内代谢合成的 25-羟维生素 D 是血液中维生素 D 的主要存在形式。25-羟维生素 D 常常作为检测指标,反映体内维生素 D 的营养状态。1,25-二羟维生素 D 是体内维生素 D 的主要活性代谢物,促进钙、磷在肠道中的吸收以及肾小管对钙的重吸收,维持血钙和磷水平正常,以保证骨骼健康和神经肌肉功能正常。维生素 D 严重缺乏可导致佝偻病/骨软化症。

近年来的大量研究证实,维生素 D 还具有骨骼外健康效应,参与组织细胞的分化、增殖和活性调节,对机体免疫功能具有调节作用。维生素D的水平与多种疾病关系密切,如小儿呼吸道感染、哮喘、骨质疏松、多种自身免疫性疾病、肾脏疾病、心血管系统疾病、子痫前期、糖尿病、痴呆、感染性疾病、十余种肿瘤等。孕期维生素D缺乏也可能增加妊娠糖尿病、妊娠高血压、子痫前期、剖宫产等风险。

　　孕妇以及早产儿缺乏维生素D十分常见,母体维生素D水平增加,可降低早产风险。胎儿主要通过胎盘从母体获得维生素D,胎龄越接近足月,胎儿体内储存维生素D越多。在母体自身维生素D摄入量不足、需求量增大、药物影响,以及早产儿、低出生体重儿等情况下,婴幼儿尤其早产儿极容易缺乏维生素D。早产儿体内维生素D含量与母体维生素D营养状况及胎龄有关。

　　超过90%的维生素D由日光照射人体皮肤后内源生成。维生素D的另一来源是食物,含维生素D_2或D_3的食物种类很少,普通食物不是维生素D的有意义来源。现代生活方式的改变及各种条件限制大大减少了皮肤暴露于紫外线的时间,全球各种族人群维生素D缺乏症的发生率均有增高。而孕妇及婴幼儿特殊的生理特点使其成为维生素D缺乏的高危人群。有统计发现,中国孕期和哺乳期妇女维生素D缺乏比例高达69%。

　　准妈妈要多在户外阳光下活动,或在医生指导下补充维生素D制剂。孕期和哺乳期维生素D推荐摄入量均为400IU/d。UL值为2000IU/d。维生素D缺乏症患者可补充更大剂量至4000IU/d,连续10周。维生素D的安全性很高,常规补充维生素D,不必担心补充过量。

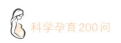
▷ 15. 孕产妇怎么补钙？

　　钙是人体含量最多的矿物元素，是构成骨骼和牙齿的主要成分，参与维持多种生理功能。钙是胎儿生长发育所必需的营养物质，钙缺乏易导致胎儿发育不良。钙在母体和胎儿之间通过胎盘主动转运。当孕期妇女钙缺乏时，母体会动用自身骨骼中的钙来维持血钙浓度并满足胎儿骨骼生长发育的需要。孕期妇女缺钙时血清钙水平降低，神经兴奋性增高而出现腓肠肌痉挛。骨骼中钙的被动流失可导致骨质疏松，也与孕妇腰腿疼痛有关。孕晚期，胎儿生长速度加快，骨骼矿化达高峰，更易造成孕妇钙营养不良。人乳含钙量约360mg/L，乳母每天泌乳850ml，相当于300mg的钙。孕期和哺乳期对钙的补充需要较孕前增加。中国营养学会制定的钙推荐摄入量：孕期和哺乳期均为800mg/d；可耐受最高摄入量为2000mg/d。

　　《中国居民营养与健康状况监测报告（2010—2013年）》显示，中国孕妇膳食钙的摄入量为296.1mg/d，仅达到推荐摄入量的30%～40%。中国居民，特别是汉族居民不饮奶的习惯导致膳食中钙的摄入偏低。

　　中国营养学会建议尽可能从富含钙的食物中获取充足的钙，钙的最好来源是奶及奶制品、豆类及豆制品。当饮食中钙摄入不足时，可给予钙剂补充。对于普通孕妇，推荐从孕中期开始每天补充钙剂至少600mg直至分娩；对于妊娠期高血压疾病高危风险孕妇[如低钙摄入地区（包括中国部分城市及所有郊县农村地区）孕妇、高龄妊娠≥40岁等]，推荐从孕中期开始每天补充钙剂1000～1500mg直至分娩，可减少子痫前期或妊娠高血压的发生；对于双胎妊娠的孕妇，每天补充钙剂1000～1500mg比较适宜。哺乳期妇女也应增加钙的摄入,建议每天补充钙剂600mg,充裕的钙摄入,对乳母骨健康有一定保护作用。

维生素D有助于钙的吸收,补钙同时要补充维生素D。牛奶会影响钙的吸收,饮用牛奶和服用钙剂需间隔1小时以上。避免空腹补钙,可在餐后服用。补钙同时建议多喝水,减少便秘发生。

▷ 16. 生活条件好了,还会缺乏维生素A吗?

维生素A是指一类具有视黄醇生物活性的化合物及维生素A原。维生素A属于脂溶性维生素,视黄醇是维生素A最主要的代表,主要来源于肝脏、牛奶、蛋黄等;维生素A原可来自植物性食物中的类胡萝卜素,主要存在于深绿色或红橙黄色的蔬菜或水果中。维生素A对于维持正常的视力、基因表达、生殖、胚胎发育、生长和免疫功能都极为重要。

维生素A缺乏仍是许多发展中国家的一个主要公共卫生问题。根据WHO的报道,全球范围内超过1/3的学龄前儿童缺乏维生素A,其中非洲有40%～60%的儿童出现维生素A缺乏。目前随着生活水平的提高,我国人群中维生素A缺乏病的发生率已明显下降,但儿童发病仍较常见,患病率随着年龄的增长呈下降趋势。据统计,全国4～5岁儿童维生素A缺乏率为8%,6个月以下婴儿维生素A缺乏率高达33.4%。6个月以下婴儿体内的维生素A主要来源于胎儿期储备和乳母的乳汁。

为满足胎婴儿生长发育需要,孕妇和乳母应适量增加维生素A的摄入。中国营养学会制定的维生素A推荐摄入量:孕早期为660µg RAE/d,孕中晚期为730µg RAE/d,乳母1260µg RAE/d。UL值为3000µg/d(10000IU)(不包括来自膳食的维生素A原)。

维生素A缺乏最主要的症状是损害视觉的夜盲症和眼干燥

症。暗适应能力下降是维生素A缺乏最早出现的症状，进一步发展为夜盲症，严重者可致眼干燥症，甚至失明。夜盲症是视网膜暗适应功能紊乱，在补充维生素A之后可恢复；而眼干燥症是眼的前端形态学永久性改变，不可纠正，直到瘢痕形成。孕期缺少维生素A可能影响胎儿发育，严重缺乏可引起新生儿角膜软化。

孕妇最好到医院抽血检查血液中的维生素A水平，平时多关注视力情况，一旦出现暗适应能力下降，应及时就诊，以便及时发现维生素A缺乏症。单纯因摄取量不足而致维生素A缺乏者，较易治疗。临床可按缺乏程度轻重给予适当剂量的维生素A。一般仅有眼部症状时，如暗适应差、夜盲、轻度眼干燥症等可口服维生素A。维生素A缺乏重在预防，猪肝、鱼类、蛋类、肉类、禽类、奶类及其制品等可提供较多的维生素A，建议适当摄入。深绿色蔬菜、胡萝卜、番茄、红薯等食物可提供较多的维生素A原（多为β-胡萝卜素），可在体内转化成视黄醇后发挥生物学活性。β-胡萝卜素还有抗氧化作用，可适当多吃。

但是，过量的维生素A也会对人体不利，可引起细胞膜的不稳定和某些基因表达改变。动物实验证明，维生素A摄入过量，可导致胚胎吸收、流产、出生缺陷。孕妇在孕早期每天大剂量摄入维生素A，胎儿畸形的相对危险度增加。成人可因食用大量富含维生素A的食物（如鳕鱼的肝脏）而发生中毒。像牛肝、羊肝等维生素A含量很高，避免食用为宜。狗肝的维生素A含量极高，应完全避免食用。不遵医嘱长期摄入过量维生素A制剂会引起慢性维生素A过多症，一般维生素A使用剂量为其推荐摄入量的10倍以上时可发生慢性中毒。目前，常见的市售维生素A制剂每片含维生素A 1800～2000IU，与中毒剂量差距甚远，常规补充安全度高，不必担心。维生素A过多症一旦确诊，应立即停止服用维生素A制剂和摄入维生素A含量较高的食物。

▷ 17. 如何满足孕产期对铁的需求？

铁是人体内含量最多的一种必需微量元素。铁的主要生理功能：参与体内氧的运送和组织呼吸过程，维持正常的造血功能。孕期对铁营养的需要增加，容易发生缺铁性贫血。

贫血会使孕妇对失血耐受性降低，分娩时出现产后出血时易发生失血性休克；贫血降低产妇抵抗力，容易并发产褥感染。重度贫血患者可因心肌缺氧导致贫血性心脏病，危及生命。孕早期，贫血与早产、低出生体重儿等有关，严重贫血可导致胎儿生长受限、胎儿窘迫，甚至死胎，对胎儿远期也可能造成一定影响。

铁推荐摄入量：孕早期18mg/d，孕中期25mg/d，孕晚期29mg/d，哺乳期24mg/d。

膳食铁分为血红素铁和非血红素铁。血红素铁主要来自动物性食物，其生物利用高，有效吸收率为15%～35%，吸收率受膳食因素的影响较小。非血红素铁主要存在于植物性食物和乳制品中，占膳食铁的绝大部分，其有效吸收率为2%～20%，其吸收率受膳食因素影响较大。

动物血、肝脏及红肉中铁含量丰富，吸收率高，每天摄入瘦肉50～100g，每周摄入1～2次动物血或肝脏20～50g，可基本满足机体对铁的需要。蛋黄、豆类、某些蔬菜也提供部分铁。摄入含维生素C较多的蔬菜和水果，有助于提高膳食铁的吸收率与利用率。

孕妇外周血血红蛋白＜110g/L为妊娠贫血，血清铁蛋白浓度小于20μg/L可诊断为铁缺乏。缺铁性贫血（IDA）是指因铁缺乏所致的贫血。一般先有铁缺乏，没有及时补充就逐渐发展成缺铁性贫血。孕妇发现缺铁性贫血时，应注意摄入含铁丰富的食物，并及时治疗。

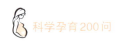

轻、中度贫血以口服补充铁剂治疗为主。常用口服铁制剂包括琥珀酸亚铁、富马酸亚铁、葡萄糖酸亚铁和多糖铁复合物等。应该在进食前1小时口服铁剂，与维生素C共同服用或同时进食水果可增加铁的吸收率。牛奶和奶制品会影响铁的吸收，不能同时服用，也不宜与其他药物同时服用。

对于诊断明确的缺铁性贫血患者，建议每天补充元素铁100~200mg，增大剂量的时候副作用也会增加。口服铁剂的主要副作用是胃肠道症状，包括恶心和上腹部不适。有条件的情况下，可检测血清铁蛋白，血清铁蛋白<30μg/L的非贫血孕妇也应口服补铁，建议每天摄入元素铁60mg。

▷ 18. 孕期如何进行适当的身体活动？

运动是健康生活方式的重要组成部分，可维持和提高机体心肺功能，并降低肥胖、糖尿病、高血压等慢性疾病发生的风险。孕期运动可通过加强机体肌肉力量，缓解腰背痛等不适，减轻水肿，控制孕妇体重过度增长，增强孕妇分娩时体力，从而增加自然分娩的成功率。运动还可以增强胰岛素敏感性，减少胰岛素抵抗，有助于预防妊娠糖尿病、子痫前期等妊娠并发症的发生。孕期运动还可改善情绪，减少抑郁情绪的发生。若无医学禁忌，孕期进行适当的身体活动是安全的。

孕期运动禁忌证包括严重心脏或呼吸系统疾病，重度子痫前期/子痫，未控制的高血压、甲状腺疾病和1型糖尿病，宫颈机能不全，持续阴道流血，先兆早产或流产，前置胎盘，胎膜早破，重度贫血，胎儿生长受限，多胎妊娠（三胎及以上）等。有孕期运动禁忌证的孕妇除日常活动外，不建议进行规律运动。轻中度心脏或呼吸系统疾病、复发性流产史、早产史、严重肥胖、极低体重（体重指数

＜12kg/m²）、双胎妊娠等孕妇，应在接受充分咨询和评估后，在医生指导下谨慎运动。当孕妇运动时出现阴道流血、规律并有痛觉的宫缩、胎膜早破、呼吸困难、头晕、头痛、胸痛、肌肉无力等情况，应立刻停止运动。

无运动禁忌证的孕妇，孕期最好每周进行5天、每次持续30分钟的中等强度运动，也可以考虑每天进行，户外运动更佳。应从大约5分钟的热身运动开始，并以相同时间的放松活动结束。中等强度运动时心率明显加快，运动后心率达到最大心率的50%～70%，主观感觉稍疲劳，休息10分钟左右可以恢复。最大心率为220减去年龄，如年龄30岁，最大心率为220-30=190，190的50%为95，190的70%为133，活动后的心率以每分钟95～133次为宜。

常见的中等强度运动包括快走、游泳、固定自行车运动、孕妇瑜伽、各种家务劳动等。孕妇可根据自己的身体状况和孕前的运动习惯，结合主观感觉选择熟悉的活动类型，量力而行。如果进行中等强度运动有困难，也可以选择低强度运动，如缓慢散步。孕前无规律运动习惯的孕妇，孕期建议从低强度运动、短持续时间开始，循序渐进。

孕期要避免有身体接触、有摔倒及受伤风险的运动，避免仰卧位运动，孕早期避免引起母体体温过高的运动。运动过程中应保持充足的水分供给，穿宽松的衣服，避免在高温环境下运动。

▷ 19. 发现血糖偏高怎么办？

妊娠期高血糖包括孕前糖尿病合并妊娠（PGDM）、糖尿病前期和妊娠糖尿病（GDM），与巨大胎儿、肩难产、剖宫产术分娩、早产、子痫前期等不良妊娠结局明确相关，同时也可能增加胎儿成年后代谢综合征的发生风险。

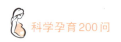
孕前糖尿病合并妊娠又分为1型糖尿病合并妊娠和2型糖尿病合并妊娠,多数孕前都已确诊,也有部分在孕期才确诊。糖尿病前期包括空腹血糖受损和糖耐量受损。这部分人群数量巨大,一般多为体检发现。及时建立健康生活方式,可延缓病情进展。妊娠糖尿病一般在孕24周后诊断,《妊娠期高血糖诊治指南》推荐GDM的诊断方法:孕24~28周行75g葡萄糖耐量试验,空腹、口服葡萄糖后1小时、口服葡萄糖后2小时的血糖阈值分别为5.1mmol/L、10.0mmol/L、8.5mmol/L,任何一个时间点血糖值达到或超过上述标准,即诊断为GDM。

如果在孕早期血糖控制不好,糖化血红蛋白升高,会增加胎儿畸形的发生,尤其是增加无脑儿、小头畸形、先天性心脏病、肾脏发育畸形和尾骨退化综合征的发生率,与糖化血红蛋白的升高呈正相关。建议备孕妇女常规进行孕前检查。确诊为糖尿病、糖尿病前期、有GDM史的妇女计划妊娠,需行孕前咨询和病情评估。糖尿病妇女孕前应尽量控制血糖,如将糖化血红蛋白控制在6.5%以下,胎儿先天性畸形的发生率明显降低。

孕期发现血糖升高,建议尽早去妇幼保健医疗机构高危妊娠门诊和营养门诊就诊,接受规范的医学营养治疗。目前有较多妇幼保健机构在开设营养门诊基础上还开设糖尿病一日门诊,帮助孕妇在学习理论知识同时获取实践经验,掌握正确的膳食营养知识,认识到健康膳食和适当运动的重要性,学会记膳食日记、自测血糖和尿酮体。经过努力,大多数"糖妈妈"能把血糖控制在理想范围,给宝宝一个安全的宫内成长环境,许宝宝一个健康的未来。

▷ 20. 什么是医学营养治疗?

医学营养治疗是围孕期高血糖妇女的基础干预措施。一旦诊断高血糖,应立即启动医学营养治疗,制订营养计划,确定合理的总能量摄入,合理均衡分配各种营养物质,将血糖和体重控制在理想范围,并养成健康的生活方式。

围孕期医学营养治疗基本原则:合理控制总热量;保证供给充足的蛋白质;控制脂肪摄入量;适当限制碳水化合物的摄入量;增加膳食纤维的摄入量;供给充足的维生素、无机盐和微量元素;积极参加力所能及的体力活动,忌烟酒和辛辣刺激品;合理的分餐安排;如饮食治疗效果不满意,考虑使用胰岛素等治疗;血糖监测;体重监测。

医学营养治疗的目标:保证母儿必需能量及营养需要;维持正常血糖水平,不出现高血糖、低血糖及酮症;保证孕妇体重的正常增长及胎儿正常的生长发育;降低妊娠合并症和并发症及胎儿并发症的发生风险;降低产后母婴2型糖尿病及肥胖等慢性疾病的发生风险。

《妊娠期高血糖诊治指南》建议:妊娠期高血糖孕妇应控制每天摄入的总能量,妊娠早期不低于1600kcal/d,妊娠中晚期以1800~2200kcal/d为宜。每天摄入的碳水化合物不低于175g(主食量4两以上),以占总热量的50%~60%为宜;蛋白质不应低于70g;饱和脂肪酸不超过摄入总能量的7%;单不饱和脂肪酸应占脂肪供能的1/3以上;限制反式脂肪酸的摄入;每天摄入25~30g膳食纤维。每天的餐次安排为3次正餐和2~3次加餐,早、中、晚三餐的能量应分别控制在每天摄入总能量的10%~15%、30%、30%,每次加餐的能量可以占5%~10%。保证维生素和矿物质的摄入,有计划地增加富含铁、叶酸、钙、维生素D、碘等的食物,如瘦肉、家禽、鱼、虾、奶制品、新鲜水果和蔬菜等。

微量血糖仪使用方便,是最基础的自我血糖监测方法。建议

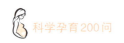

高血糖孕妇自备微量血糖仪,检测空腹和餐后的末梢血糖水平。孕期血糖控制目标:餐前及空腹血糖<5.3mmol/L,餐后1小时血糖<7.8mmol／L或餐后2小时血糖<6.7mmol／L,避免夜间血糖<3.3mmol/L。孕期无低血糖风险者糖化血红蛋白水平以控制在6%以内为最佳;若有低血糖倾向,控制目标可适当放宽至7%以内。

饥饿感:饥饿多食是糖尿病症状之一,病情改善后症状会减轻。纠正孕妇应该尽量多吃的观点,减少对少食的恐惧;多吃低能量、高容积的食物,如蔬菜;可用粗杂粮代替部分主食,增加饱腹感。经过几天的适应期后,饥饿感会减轻。有饥饿感的孕妇应检测尿酮体,若出现尿酮体应立即就诊。

低血糖:低血糖患者饥饿时会出现头晕、头痛、昏睡、出冷汗、面色苍白、心悸、手抖等;部分患者无症状出现,但尿酮体阳性,血糖低于3.5mmol/L。原因:运动量过大、错过进餐和加餐时间、延迟进餐、食物摄入量过少、胰岛素用量过多或使用时间不对等。处理:立即吃糖;5分钟后无改善,加量吃;10分钟后无改善,立即就医;症状改善后,还应加少量复合碳水化合物的食物,防止血糖再次下降;低血糖重在预防,建议随身携带3片葡萄糖片或糖果。

▷ 21. 什么是血糖生成指数?

血糖生成指数(GI):进食含50g碳水化合物的食物后,2小时内血糖曲线下面积相比空腹时的增幅与进食50g葡萄糖后相应增幅的比值,可评估一种食物引起人体血糖升高的能力。通常定义:GI<55,该食物为低GI食物;55≤GI≤70,为中GI食物;GI>70,为高GI食物。高GI食物进入胃肠后消化快、吸收率高,使血糖快速升高;低GI食物在胃肠中停留时间长、吸收率低,血糖水平比较低。

低GI的食物有助于控制孕期体重的过度增长,改善葡萄糖耐量,减轻妊娠导致的胰岛素抵抗,帮助 GDM 孕妇达到血糖控制目标,减少胰岛素的使用,降低 GDM 孕妇分娩巨大儿的风险,帮助 GDM 孕妇平稳度过孕期和分娩期。

妊娠期高血糖的孕妇应优先选择多样化、GI 较低、对血糖影响较小的食物。常见低 GI 食物:极少加工的粗粮,如煮过的整粒小麦、大麦及黑麦,硬质小麦粉面条,通心面,黑米,荞麦,强化蛋白质的面条,玉米面粥,玉米糁等;豆类及其制品,如绿豆、绿豆挂面、蚕豆、豌豆、扁豆、红小豆、绿小豆、四季豆等;乳类,如牛奶、低脂奶粉;生的薯类或经过冷处理的薯类制品,如马铃薯粉条、藕粉、苕粉、魔芋等;含果酸较多的水果,如苹果、桃、梨、樱桃、李子、杏干、柑、柚等;全麦型或高纤维食品,如含50%~80%大麦粒面包、黑麦粒面包、45%~50%燕麦麸面包、混合谷物面包、谷物饼干、荞麦方便面等。

不同的食物种类、成熟度、淀粉结构和含量、加工制作方法、食物成分等均影响着 GI。降低食物 GI 的办法有:粗粮不细作;简单加工;增加食物中膳食纤维、蛋白质的比例;急火煮,少加水;采取血糖生成指数高低搭配的方法,如在大米饭中加入绿豆一起蒸煮。

▷ 22. 孕期增重过快怎么办?

近年来,超重与肥胖孕妇不断增加。孕妇体重增长过多增加了大于胎龄儿、难产、产伤、妊娠糖尿病、妊娠期高血压疾病等的发生风险。现代医学研究表明,孕妇体重增长异常、新生儿体重异常还会增加新生儿远期成年性疾病发生概率,比如肥胖、心血管疾病、血脂异常、胰岛素抵抗等。建议孕期体重增长过快的孕妈妈们到营养门诊咨询。

孕妇体重增长过快大多出现在孕中晚期。主要原因包括孕妇

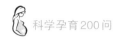

食欲旺盛,进食量过多,尤其是高油脂和精细加工食品比例过大,如畜禽肉类、油炸食品、甜食、精白米面等;孕妇活动量不足,每天多静坐或躺卧,缺少适当身体运动;孕妇为了加强营养,或者由于家人鼓动,盲目增加进食量。

孕期体重增长过快的孕妇应控制全天进食量,全天膳食总能量不要超过膳食推荐摄入量的110%,最好保持在90%左右。孕中晚期以1800~2200kcal/d为宜。控制膳食中高能量、高蛋白、高油脂食物的摄入量,鱼禽蛋肉类食物一天总量不超过250g;奶类300~500g,部分选用脱脂牛奶(或相当量奶粉)。主食不要过分精细,适当选用少部分粗粮和杂粮,如全麦面、糙米、小米、玉米等;少食甜食,不喝甜饮料。适当增加蔬菜、水果的消费量,尤其是低糖分蔬菜、水果,如青菜、西兰花、西红柿、黄瓜、青椒、水萝卜、苹果、梨、猕猴桃、草莓等。少食或不食糖分含量高的蔬菜、水果,如土豆、山药、南瓜、百合、芋头、桂圆、荔枝、香蕉、葡萄、蜜瓜等。蔬菜烹调要少用油。

安排好一日三餐和加餐,克服不断吃零食的习惯,除正餐和加餐外一般不要再吃其他零食。正餐时可以先喝汤,多吃蔬菜,最后吃主食,有利于控制好食欲和饮食量。

适当增加身体活动量,增加站立和散步时间,或适当多做家务,每天应进行不少于30分钟的低中强度身体活动,最好是每天1~2小时的户外活动,如散步、体操等。运动要注意安全,因人而异,量力而行,循序渐进。适量身体活动有利于实现进食量与体重适宜增长的平衡。

每周准确测量体重一次(清晨穿内衣裤赤脚称量),根据体重增加的情况调整膳食结构。

▷ 23. 血脂高了怎么办?

　　血脂异常通常指血清中胆固醇和(或)甘油三酯水平升高,俗称高脂血症。实际上血脂异常也泛指包括低高密度脂蛋白胆固醇血症在内的各种血脂异常。

　　孕期受多种激素影响,脂质代谢呈现动态性改变,血清甘油三酯浓度逐渐升高至正常水平的2～3倍,胆固醇可升高30%左右,并在孕晚期达到高峰。高脂血症可引起动脉粥样硬化、胆结石、胆囊炎、胰腺炎、易栓症等疾病,对孕妇危害很大。母体的代谢异常直接影响胎儿的生长发育,可能导致早产、胎儿生长受限等。积极防止孕妇从正常的妊娠高血脂状态发展为病理的高脂血症,是保证母婴健康的重要措施。

　　血脂异常升高孕妇的膳食营养应遵循以下几条原则。

　　①适当减少碳水化合物的摄入量。少吃糖类食物,每餐应吃七八分饱。选用豆类、蔬菜、水果及全谷类食物,这些食品中纤维素含量高,具有降血脂的作用。

　　②减少脂肪的摄入量。尽量不吃含饱和脂肪酸过多的动物性脂肪(如猪油、肥猪肉、黄油、肥羊、肥牛、肥鸭、肥鹅等),适当摄入富含多不饱和脂肪酸的鱼类等。烹调时,应选择山茶油、橄榄油等单不饱和脂肪酸为主的植物油,每天烹调油10～15ml。可适当摄入坚果类食物,每天10g。

　　③限制胆固醇的摄入量。胆固醇是人体必不可少的物质,但摄入过多的害处亦不少,忌食含胆固醇高的食物,如动物内脏、鱼子、蟹卵及虾卵等食物。

　　④供给充足的蛋白质。蛋白质的来源非常重要,应多摄入优质蛋白质,主要包括牛奶、鸡蛋、瘦肉类、去皮禽类、鱼虾类、大豆及

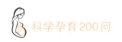
豆制品等食品。

⑤补充足够的微量营养素。应多吃富含维生素、无机盐和膳食纤维的食物,如新鲜蔬菜水果,它们能够降低甘油三酯,促进胆固醇的排泄。另外推荐低脂酸奶、葱、蒜、绿茶、绿豆、玉米、黑木耳、香菇、白蘑菇、平菇、金针菇、猴头菇等降脂食物。

▷ 24. 发现宫内宝宝偏小怎么办?

胎儿生长受限(FGR)是指受母体、胎儿、胎盘等病理因素影响,胎儿生长未达到其应有的遗传潜能,多表现为胎儿超声估测体重或腹围低于相应胎龄的第10百分位数。超声估测体重或腹围低于同胎龄应有体重或腹围第10百分位数以下的胎儿一般被定义为小于胎龄(SGA)胎儿。并非所有SGA胎儿均为病理性的生长受限,SGA胎儿还包含了部分健康小样儿。

胎儿生长受限为产科重要并发症,不仅影响胎儿的发育,对儿童期及青春期的体能和智能也会产生影响,甚至会增加成年后患冠心病、高血压、糖尿病等慢性疾病的危险。其病因多样而复杂,通常将胎儿生长受限病因分为3个方面,即母体因素、胎儿因素和胎盘因素。孕期母亲营养低能量摄入、低孕期体重增加是影响胎儿生长的因素之一。

对食欲欠佳、体重增加不满意的孕妇的膳食建议如下。

①适当增加总热量,热量可达到甚至超过2500kcal/d。

②少量多次进餐,食欲不好的孕妇多次进餐,可增加食物的总摄入量。

③主食不少于250g/d,强调粗细粮搭配。

④保证摄入足够的优质蛋白质,增加肉、蛋、奶等富含优质蛋白质的食物。不能喝鲜奶的乳糖不耐症孕妇,可喝酸奶,或使用低

乳糖或脱乳糖的孕妇配方奶;若蛋白类食物摄取仍有困难,可使用高蛋白孕妇配方奶或强化蛋白粉。

⑤保证摄入足够的优质脂肪,多不饱和脂肪酸对胎儿脑、视网膜的发育非常重要。若深海鱼类摄入困难,可适当补充DHA,每天200~300mg。

⑥新鲜蔬菜、水果摄入要充足。

⑦保证摄入足够的维生素、矿物质。缺铁性贫血孕妇除多摄入含铁丰富的食物外,可补充铁剂;根据膳食调查可适当补充钙剂、多维片等;食欲差者,可用锌制剂改善。B族维生素可促进能量合成,对胎儿的生长发育有一定益处。

▷ 25. 孕期便秘怎么办?

孕期有很多孕妇不同程度地受到便秘的困扰。若便秘严重,形成痔疮,反复出血还可导致贫血。如果排便时过度用力可能引起子宫收缩,甚至增加流产、早产的发生风险。

孕期便秘的原因可能与孕激素分泌增加、运动量减少、增大的子宫压迫排便肌肉、水分摄入不足、摄入膳食纤维过少、合并痔疮等疾病有关,与精神压力、睡眠质量问题、体质差异等因素也有一定关系。

膳食建议如下。

①适当增加膳食纤维含量丰富的食物。主食注意粗细粮搭配,经常吃一些五谷杂粮,如杂豆饭或杂豆粥;多吃一些含膳食纤维丰富的蔬菜和水果。膳食纤维不但有刺激消化液分泌、促进肠蠕动、缩短食物在消化道通过时间等作用,还可在肠道内吸收水分,使粪便松软,容易排出。同时尽量少吃刺激辛辣食品,少喝碳酸饮料。

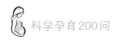

②多补充水分。每天平均分配 8 杯水或以上（1700～2000ml），不要等渴了再喝。可在每天晨起空腹喝一杯白开水，有利于刺激肠管的蠕动，促进排便。

③养成每天定时排便的习惯。最好早餐过后排便。切忌忍着不排便，一有便意就应去厕所排便。因为粪便在肠内积存久了，不但造成排便不易，也会影响食欲。

④适量活动。无孕期运动禁忌的孕妇都要适当的运动，可增强肠道运动，缩短食物通过肠道的时间，从而缓解便秘。

⑤保证充足的睡眠、愉快的心情，也有助于减轻便秘。

⑥多摄入含益生菌的食物。双歧杆菌不仅能帮助营养的消化、吸收，还能调节肠道的蠕动。所以，在孕期这个特殊的时期，孕妇应适当多吃含有益生菌（如双歧杆菌）的食物，对维持良好肠道功能非常重要。

第三章

预防出生缺陷

了解常见出生缺陷和相关因素,知晓预防出生缺陷的有效干预措施,抢先一步,积极预防,可期许宝宝无"陷"未来。

▷ 1. 什么是出生缺陷?

出生缺陷泛指出生前胚胎或胎儿期形成的各种异常。胎儿发育异常既包括形态结构方面异常,也包括功能方面异常,有些异常在出生后很长时间才表现出来,通常包括先天畸形、染色体异常、遗传代谢性疾病、先天性功能异常(如盲、聋)和智力障碍等。先天畸形主要有无脑儿、脊柱裂、肢体缺如、肾发育不全、先天性心脏病、泌尿道畸形、唇裂、腭裂等。染色体异常最常见的就是唐氏综合征(又称21三体综合征)。目前开展新生儿疾病筛查的主要目的就是筛查遗传代谢性疾病,比如苯丙酮尿症。遗传改变、环境影响、生物因素、物理刺激及未知原因等均可以导致出生缺陷。

目前已知的出生缺陷有8000~10000种,全球前5位的常见严重出生缺陷为先天性心脏病、神经管缺陷、血红蛋白病(地中海贫血等)、唐氏综合征、葡萄糖-6-磷酸脱氢酶缺乏症。《中国出生缺陷防治报告(2012)》指出我国出生缺陷总发生率约为5.6%,每年新增出生缺陷约90万例,其中出生时临床明显可见的约25万例,是婴儿死亡的主要原因。出生缺陷给家庭和社会带来巨大的负担,是

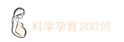

世界各国公认的最为严重的公共卫生问题。

▷ **2. 出生缺陷的三级预防是什么？**

出生缺陷的综合防控主要包括一级预防、二级预防和三级预防。

一级预防以婚前检查和孕前保健为主。我国实施免费婚孕前检查，可以发现高血压、糖尿病等慢性疾病和梅毒、乙肝等传染性疾病。备孕夫妇应在孕前开始增补叶酸，必要时接种风疹疫苗，避免接触生活及职业环境中的有毒有害物质，戒烟戒酒，谨慎用药。目前越来越多的专家提倡出生缺陷精准预防，通过综合性携带者筛查、现患遗传病的临床及分子诊断、第一胎出生缺陷儿童的致病基因确诊等措施估算备孕夫妇生育单基因遗传病的概率，为高风险备孕夫妇提供严重致病变异的胚胎植入前诊断。出生缺陷精准预防可有效避免严重染色体异常和单基因遗传病的患儿出生，已成为出生缺陷一级预防的重要内容。

二级预防以孕期保健中的产前筛查和产前诊断为主。产前筛查主要有超声筛查、血清学筛查和无创产前基因检测（NIPT），其目的是发现出生缺陷高风险人群，以便及时开展产前诊断，明确胎儿有无严重出生缺陷。

三级预防包括胎儿宫内治疗、新生儿疾病筛查和治疗。通过及早发现问题，明确诊断，选择最佳的治疗干预措施，避免或减轻残疾的发生。

▷ **3. 发生出生缺陷的相关因素有哪些？**

准妈妈们一定非常关心什么原因可能导致出生缺陷。所谓的出生缺陷相关因素就是致畸因素，虽然病因尚不十分明确，但目前认为主要有两大类：遗传因素和环境因素。

遗传因素是大家较为熟悉的出生缺陷相关因素。夫妇双方或一方患有染色体病、单基因遗传病、多基因遗传病或有遗传病家族史，那么其后代有出生缺陷的风险增加。比如，婴儿并指（趾）、多指（趾）等是常染色体显性遗传病，苯丙酮尿症是常染色体隐性遗传病，脆性X综合征是X连锁性遗传病等，上述这些疾病都是与遗传因素密切相关的。多基因遗传病为多个微小基因变异与环境相互作用所致，常见的是单发畸形，如无脑儿、唇裂、腭裂、先天性幽门狭窄等。既往有出生缺陷生育史或家族史的夫妇生育缺陷儿的风险也增加。

环境因素主要包括孕妇的营养状况和生物理化因素。

孕妇蛋白质不足、糖过多、钙磷长期不足、镁缺乏、锌缺乏、碘缺乏、铜缺乏、维生素A缺乏、维生素D缺乏、维生素E缺乏、维生素B_{12}不足、叶酸不足、维生素B_2不足等均可能导致出生缺陷。比如，孕早期糖尿病合并妊娠妇女的血糖控制不佳可致胎儿先天性心脏病等畸形；碘缺乏可致呆小病；维生素D缺乏可致佝偻病；叶酸不足可增加胎儿神经管缺陷发生风险。

生物理化因素包括化学致畸因素、物理致畸因素和生物致畸因素。

化学致畸因素主要有酒精、尼古丁、毒品、有机溶剂、致畸药物和环境中的各种有毒有害化学物质。无论父亲还是母亲，如在职业暴露中接触到有机溶剂，尤其是苯，都将增加后代无脑儿的发生风险，新装修室内的甲醛也是严重的致畸物。一些明确致畸药物（如己烯雌酚、环磷酰胺、雄激素、华法林、卡马西平等）的使用将增加胎儿畸形风险。

物理致畸因素包括辐射、噪声、高温、低气压等。有研究表明，

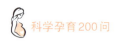

高温(桑拿、电热毯使用、高热、夏季气温升高及高温作业等)可增加神经管缺陷的发生风险。噪声和辐射已被证实对人类有致畸作用,且作用程度与接触剂量相关。

生物致畸因素主要为各类致畸病毒。孕期母体感染微生物后可通过胎盘、羊水及产道等引起胎儿宫内感染,导致胎儿先天畸形等。大家比较熟悉的也是临床上比较常见的感染微生物有弓形虫、风疹病毒、巨细胞病毒、单纯疱疹病毒等,即常说的TORCH。其他还包括人类微小病毒B19、水痘病毒及梅毒螺旋体等。

综上所述,为孕育健康宝宝,孕妇一定要养成健康的饮食习惯,尽可能避免接触不良环境因素。曾经有不良生育史或有出生缺陷家族史的备孕夫妇在孕前一定要做好遗传咨询。

▷ 4. 什么是遗传病?

遗传病是指生殖细胞或受精卵的遗传物质在结构、数量或功能上发生改变,从而引起的疾病。遗传物质的改变包括染色体畸变、基因或DNA突变。遗传病的发病也受到环境因素不同程度的影响。常见的遗传病包括染色体病、基因组病、单基因遗传病、多基因遗传病、线粒体遗传病及体细胞遗传病。

人类基因组是指人体细胞内的全部DNA序列,由核基因组和线粒体基因组组成。完整的核基因组由细胞核内24条不同染色体(22条常染色体和2条性染色体X、Y)所对应的24个不同的DNA分子组成,有30多亿个碱基对。线粒体基因组指存在于线粒体中的闭环双链DNA,即线粒体DNA。基因是细胞内遗传物质的结构和功能单位,是具有某种特定遗传效应的DNA片段。

染色体病是指染色体发生异常(包括数目异常和结构异常)引起的疾病。基因组病是基因组DNA异常重组导致微缺失与微重复,或基因结构的彻底破坏而引起的一类异常临床表型疾病。单基因遗传病是由单个位点或者等位基因变异引起的疾病,符合经典孟德尔遗传方式的有常染色体显性遗传、常染色体隐性遗传、X连锁遗传和Y连锁遗传。多基因遗传病发病机制复杂,不同人种间存在差异,是多个致病基因或者易感基因与环境因素协同所致。一些人类常见病(高血压、动脉粥样硬化、糖尿病、精神分裂症等)均属于多基因遗传病。线粒体遗传病是由线粒体环DNA异常引起的遗传疾病,其遗传模式为母系遗传,一般发病较晚。体细胞遗传病是除生殖细胞外的体细胞内的基因发生变异,该变异的累加效应导致疾病发生,不会遗传给子代,最典型病例是各种散发性肿瘤。

▷ 5. 什么情况下需要进行遗传咨询?

遗传咨询是由从事医学遗传的专业人员或咨询医师,就咨询对象提出的家庭中遗传性疾病的相关问题予以解答,根据咨询对象提出的婚育问题提出医学建议的过程。具体咨询内容包括帮助患者及其家庭成员梳理家族史及病史,选择合理的遗传学检测方案,解读遗传检测结果,获取详细的临床表型,分析遗传机制,告知患者可能的预后和治疗方法,评估下一代再发风险并制订生育计划,包括产前诊断或植入前诊断等。

根据咨询的主题和咨询对象的不同,遗传咨询主要分为婚前咨询、孕前咨询、产前咨询、儿科相关遗传病咨询、肿瘤遗传咨询及其他专科咨询。

咨询对象为遗传性疾病的高风险人群,出现以下情况需要进行遗传咨询:①疑为遗传病患者,要求确诊;②夫妻双方或之一本身罹患智力低下或出生缺陷;③曾生育过明确遗传病或出生缺陷

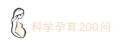

儿的夫妇;④不明原因的反复流产或有死胎、死产等病史的夫妇;⑤夫妇双方或一方家庭成员中有遗传病、出生缺陷、不明原因的癫痫、智力低下、肿瘤及其他与遗传因素密切相关的患者;⑥遗传病携带者筛查、产前筛查或其他检查发现异常者;⑦孕期接触不良环境因素及患有某些慢性病的夫妇;⑧其他需要咨询者,如婚后多年不育的夫妇、35岁以上的高龄孕妇、近亲婚配的夫妇等。

通过遗传咨询可以帮助咨询对象了解疾病的临床特征、遗传机制和治疗方面的信息,知道遗传性疾病在家系亲属中再发生的风险率,在知晓具体情况后选择家庭再生育计划,如自然受孕后进行产前诊断、植入前胚胎遗传学检测、捐精、供卵等。遗传咨询是精准预防出生缺陷的重要环节。

▷ 6. 什么是神经管缺陷? 能预防吗?

神经管缺陷是胚胎发育早期神经管闭合不全引起的一类先天缺陷,主要临床类型包括无脑儿、脊柱裂和脑膨出。无脑儿和严重脑膨出常引起死胎、死产,少数虽可活产,但存活时间很短;脊柱裂和轻度脑膨出患儿虽可存活,但多数无法治愈,常导致终身残疾,表现为下肢瘫痪、大小便失禁、智力低下等。脊柱裂患儿还易并发脑积水,患儿多过早夭折。神经管缺陷是重大公共卫生问题,给患儿家庭带来沉重的精神和经济负担。

我国于2009年6月开始实施"增补叶酸预防神经管缺陷"的重大公共卫生项目,为农村户籍有生育计划的妇女免费提供叶酸增补剂;目前有生育计划的城镇户籍妇女也被纳入叶酸增补剂发放对象。有需要的家庭可咨询当地县级妇幼保健机构,免费领取叶酸增补剂。

每人都有生育神经管缺陷患儿的风险;曾经生育过神经管缺

陷患儿的妇女再次妊娠,生育神经管缺陷患儿的风险更高。增补叶酸可有效降低生育神经管缺陷患儿的初发和再发风险。建议在增补叶酸的同时,还应多食用富含叶酸的食物,养成健康的生活方式,保持合理体重,预防孕早期高热,采取综合措施,降低胎儿神经管缺陷风险。

神经管缺陷的二级预防也很重要,通过孕中期母体血清学筛查(最佳检测孕周为16～18周)可发现胎儿神经管缺陷的高风险孕妇,再通过系统的胎儿超声检查进行诊断,一旦发现无脑畸形、严重脑膜脑膨出、严重开放性脊柱裂的异常胎儿可及时终止妊娠。

▷ 7. 较常见染色体病有哪些?

染色体是遗传物质的载体,由DNA和蛋白质等构成,具有储存和传递遗传信息的作用。染色体病是染色体数目异常或结构异常引起的疾病。

染色体数目异常是指染色体增加或减少。整倍体异常:指染色体数目以单倍体的整数增加或减少,如三倍体69,XXX或69,XXY,可见于部分性葡萄胎、流产物、死胎、死产。非整倍体异常:指染色体数目不是以单倍体的整数增加或减少,某个染色体数目发生改变。唐氏综合征(21三体)是最常见的常染色体三体,特纳综合征(45,X)是唯一胎儿可以活产出生并长期存活的性染色体单体,常见性染色体异常还有克兰费尔特综合征(XXY综合征)、超雄综合征(47,XYY)和超雌综合征(47,XXX)。

染色体结构异常起源于染色体的断裂重接。非平衡性染色体结构异常:染色体片段缺失和增加,产生部分单体和(或)部分三体。如猫叫综合征(5p-)为最常见的缺失综合征,因婴儿猫叫样啼哭而得名,多发畸形,智力低下。平衡性染色体结构异常:染色体

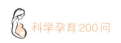

片段排列改变,无染色体片段缺失和增加。通常平衡性染色体结构异常患者外观正常,本人健康,但有反复流产、死胎、死产、生育染色体病患儿的病史。孕前染色体核型分析可检出染色体平衡易位和染色体倒位等染色体异常携带者。

染色体嵌合体是指同一个体中同时存在两个或多个不同细胞系的现象。染色体嵌合体本人表型和后代染色体异常风险因异常细胞的比例而异。部分低比例细胞染色体数目或结构异常嵌合体携带者表型基本正常,但显著增加后代染色体患儿出生的风险。

▷ **8. 唐氏综合征能预防吗?**

唐氏综合征是最常见的染色体三体,若无预防措施,活婴中发病率约为1/800。根据染色体核型不同,该病可分为三种遗传学类型:标准型、易位型、嵌合型。

标准型唐氏综合征具有三条独立存在的21号染色体,约占95%,核型为47,XX(XY),+21。患者多有生长发育迟缓,不同程度智力低下,具特殊的"先天愚型"面容;约50%患有先天性心脏病,白血病的发病风险也有增高;男性患者多无生育能力,女性偶有生育能力,所生子女有一半将发病。主要是由于父亲或母亲的生殖细胞在减数分裂形成精子或卵子时,或受精卵在有丝分裂时,21号染色体发生不分离,造成胚胎体细胞内多一条21号染色体。大多数为母原性,占90%以上。发病与年龄相关,高龄孕妇卵巢储备能力下降、窦卵泡数量下降,易致染色体不分离;孕妇年龄达35岁及以上,发病率明显上升。30岁以下女性,妊娠一次标准型唐氏综合征患儿,再次妊娠标准型唐氏综合征患儿的风险约为1%;连续妊娠两次标准型唐氏综合征患儿,下一胎再发风险明显增高。

易位型唐氏综合征增加的一条21号染色体并不单独存在,常见的是21号和14号染色体发生罗伯逊易位,约占3%~4%。若夫妻之一为非同源罗伯逊易位携带者,理论上可产生6种配子,其中一种为正常,一种为平衡易位型,其余为不平衡配子,都有可能生育异常后代,实际上生育染色体病患儿的风险较理论值低。

嵌合型唐氏综合征非常少见,约占1%~2%。正常的受精卵在胚胎发育早期的卵裂过程中,第21号染色体不发生分离,使患儿体内有一部分正常细胞,一部分为21三体细胞。

孕早中期血清学筛查结合超声测量胎儿颈项透明层厚度(NT)可发现多数胎儿患唐氏综合征的高风险孕妇。孕妇外周血无创产前基因检测(NIPT)对胎儿唐氏综合征的检出效率明显高于母体血清学筛查,检出率可达99%左右。

产前筛查发现胎儿患唐氏综合征的高风险孕妇应接受介入性产前诊断技术。孕中期多采用羊膜腔穿刺术(孕19~23周)获得胎儿细胞,再采用染色体核型分析和分子生物学方法做出染色体病的诊断。如明确诊断胎儿患唐氏综合征,夫妻双方可充分咨询和知晓病情后选择终止妊娠。

避免高龄生育是预防发生标准型唐氏综合征的有效措施,胚胎植入前遗传性诊断技术可帮助非同源罗伯逊易位携带者生育健康宝宝,是唐氏综合征一级预防的有效措施。接受规范孕期保健,适时进行产前筛查和产前诊断,是唐氏综合征二级预防的主要措施。随着唐氏综合征预防措施的有效开展,活产儿中发病率越来越低。

▷ **9. 常见基因组病有哪些?**

基因组病是基因组DNA异常重组导致微缺失与微重复,或基因结构的彻底破坏而引起的一类异常临床表型疾病。其中,微缺

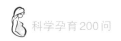

失与微重复是指微小的（通常小于5Mb）、经传统细胞遗传学分析难以发现的染色体异常，会导致具有复杂临床表型的遗传性疾病，即染色体微缺失与微重复综合征。

常见的染色体微缺失综合征有22q11.2微缺失综合征，普拉德-威利（Prader-Willi）综合征，天使（Angelman）综合征，威廉姆斯（Williams）综合征等。

22q11.2微缺失综合征是指由人类染色体22q11.21～22q11.23区域杂合性缺失或关键基因突变而引起的一类临床症候群，是人类最常见的一种微缺失综合征。常见症状及体征包括先天性心脏畸形、腭裂、特殊面容、免疫缺陷和自身免疫性疾病，其他包括肾脏异常、呼吸问题、喂食困难、听力障碍等。

Angelman综合征又称"快乐木偶综合征"，主要累及神经系统。大部分由于母源性15q11-q13区间微缺失，少部分由于该染色体区间的父源单亲二倍体。临床特征包括生长发育迟缓、智力障碍、语言障碍、共济失调，大部分患儿有反复发作癫痫和小头畸形。患儿典型表现为开心、激动常笑、无故大笑和双手扑翼样动作。

Prader-Willi综合征又称"肌张力低下-智能障碍-性腺发育滞后-肥胖综合征"，俗称小胖威利综合征，是一种涉及多器官组织的遗传综合征。约70%是由于父源性15q11-q13区间的微缺失，约25%是由于该染色体区间的母源单亲二倍体。Prader-Willi综合征患儿婴儿期主要表现为肌张力低下、喂食困难和生长发育迟缓；儿童期主要表现为食欲过度而肥胖（部分发展为2型糖尿病），以及智力迟滞、性功能低下等。典型表现包括轻中度智力障碍和学习困难、脾气暴躁、倔强、特殊面容、身材矮小和手足短小，男女均有生殖腺发育不良，大部分没有生育能力。

Williams综合征是一种累及多个器官系统的发育性疾病，由染色体7q11.23缺失所致。临床特征包括轻中度智力障碍和学习困难、独特的性格、特殊面容和心血管畸形。性格开朗,友好待人,注意力缺陷,焦虑和恐惧也较常见。

基因组病多为常染色体显性遗传,多数可致病的基因组结构重排是新发生的,理论上同胞的再发风险与群体发病率相似。如患者双亲之一存在受累基因组区域的染色体平衡易位或相关基因组结构重排的生殖腺嵌合现象,可增加同胞再发风险。通常基因组病患者可以结婚生子,但如果生育后代,其再发风险最高可达50%。

▷ 10. 常见单基因遗传病有哪些?

单基因遗传病(简称"单基因病")是由单个位点或者等位基因变异引起的疾病,也称孟德尔遗传病。符合经典孟德尔遗传定律的有常染色体显性遗传、常染色体隐性遗传、X连锁遗传和Y连锁遗传。

单基因病种类繁多,全球目前已知的有7000多种。虽然每种疾病的患者人数不多,但数千种单基因病影响的人数就非常庞大;据估计,我国有近2000万单基因病患者。多数单基因病患者面临"诊断难""治疗难""用药难",只有5%的单基因病有治疗方法。

大家可能听说过"渐冻人""玻璃人""企鹅人""瓷娃娃""蝴蝶宝宝""黏宝宝"及"不食人间烟火的孩子",他们分别代表肌萎缩侧索硬化、血友病、脊髓小脑性共济失调、成骨不全症、遗传性大疱性表皮松解症、黏多糖贮积症和苯丙酮尿症等单基因病患者。

常见单基因病还有常染色体显性遗传为主的马方(Marfan)综合征、软骨发育不全、亨廷顿病、常染色体显性多囊肾病、神经纤维瘤病等,以常染色体隐性遗传为主的脊肌萎缩症、地中海贫血、甲

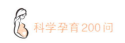

基丙二酸血症、糖原贮积症、原发性肉碱缺乏症、先天性肾上腺皮质增生症、白化病、遗传性耳聋等，以X连锁遗传为主的脆性X综合征、葡萄糖–6–磷酸脱氢酶缺乏症、假肥大性肌营养不良等。

▷ **11. 脆性X综合征是咋回事？**

脆性X综合征（FXS）是引起遗传性智力低下和孤独症谱系障碍最常见的单基因病，呈X连锁不完全显性遗传，发病率仅次于唐氏综合征。其中，超过99%的FXS是由X染色体上的脆性X信使核糖核蛋白1（*FMR1*）基因CGG重复扩增和异常甲基化导致的编码蛋白FMRP缺失所致，不到1%的患者是由*FMR1*的点突变或缺失突变所致。男性发病率为1/4000～1/7000，女性发病率为1/11000～1/8000。

根据*FMR1*重复的范围，分为正常型、中间型、前突变和全突变等4种类型。正常型：(CGG)n重复次数<44。中间型：(CGG)n重复数为45～54，自身无临床症状，后代有可能进展为前突变。前突变：(CGG)n重复数为55～200，男性有脆性X相关震颤/共济失调综合征（FXTAS）风险，女性有FXTAS和脆性X相关原发性卵巢功能不全（FXPOI）风险，后代有可能进展为全突变。我国女性前突变携带率为1/776～1/580。全突变：(CGG)n重复数>200，超过99%的男性为FXS患者，女性约50%有FXS症状。突变类型将决定致病机制，导致完全不同的疾病类型，包括FXS、FXTAS和FXPOI。

FXS典型临床表现为中度到重度的智力低下、特殊面容（前额突出，面中部发育不全，下颌大而前突，大耳，高腭弓，厚唇红，下唇突出）、巨睾症，还可表现为行为障碍（孤独症、多动症、注意力不集中、眼神交流不良）、语言障碍和癫痫发作（20%患者）。全突变女性具有高度的临床异质性，近50%会有FXS症状，但症状较男性轻。多数全突变女性的IQ会降低,但不会达到智力障碍的程度。社交障碍、多动、焦虑等情绪和心理问题也很普遍。

　　FXTAS是一种迟发型、进行性颤抖和共济失调伴随进行性认知和行为障碍疾病。前突变携带者随年龄增加罹患该病风险增加。

　　FXPOI导致育龄妇女不孕和早期雌激素缺乏。女性前突变携带者罹患卵巢功能早衰的风险增加20%。

　　女性前突变的CGG重复在生殖传递中不稳定,往往会发生扩增,生育FXS患儿。脆性X女性携带者频率高,在婚育年龄既不表现出智力问题,也不会出现卵巢功能不全,不易被发现。因此,建议具有相关家族史(不明原因的智力障碍、发育迟缓、孤独症、卵巢功能早衰、迟发型小脑共济失调和震颤)的孕妇及备孕妇女进行脆性X筛查;对于主动要求检测的女性,也可进行脆性X筛查,尤其在准备怀孕前。

　　CGG重复在生殖传递中遵循母源扩增,患者亲属可能为中间型、前突变或全突变。全突变男性大多数无法生育,极少数可能生育,通常不会将全突变传递给子代,女儿将是携带者;全突变女性有50%的概率将全突变遗传给子代。前突变男性在生殖传递过程中CGG重复基本不发生扩增,女儿将是前突变携带者。前突变女性有50%的概率将突变遗传给子代,在生殖传递中CGG重复往往会发生扩增,生育前突变携带者或FXS患儿。

　　胚胎植入前遗传学检测可帮助FXS患者和前突变携带者生育健康宝宝。若孕妇为FXS患者或前突变携带者,应接受遗传咨询,考虑产前诊断。

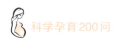

▶ 12. 遗传性耳聋可以预防吗？

遗传性耳聋是临床最为常见的单基因病，遗传异质性很高，由单一基因突变或不同基因复合突变引起，也可由基因与环境两者共同作用所致。迄今全球已发现有100多个耳聋相关基因。*GJB2*、*SLC26A4* 为中国重要的两个耳聋相关基因，其突变在重度、极重度耳聋人群中的携带比例高达近40%。遗传性耳聋按照是否合并其他表型分为综合征型和非综合征型。综合征型耳聋是指除耳聋外，还伴有其他器官或系统的功能或结构异常；非综合征型耳聋不伴其他器官或系统的异常，可伴有耳鸣、眩晕等。在所有遗传性耳聋中，约70%为非综合征型耳聋，其余30%为综合征型耳聋。在遗传性耳聋中，常染色体隐性遗传，约占77%；常染色体显性遗传，约占21%；X连锁遗传，约占1%；其余小于1%者为Y连锁遗传或线粒体遗传。

世界范围内新生儿耳聋发病率为2‰～3‰，先天性耳聋中遗传因素致聋占50%以上。我国新生儿耳聋发病率为1‰～3.47‰，遗传因素致聋占比达50%～60%。我国自然人群中，常染色体隐性遗传耳聋基因致病变异携带率超过15%；另外还有2.3‰的药物性耳聋线粒体DNA易感变异携带者，这些个体对某些特定环境因素，特别是氨基糖苷类抗生素易感而容易发生耳聋。

在备孕夫妇和新生儿中开展遗传性耳聋基因筛查非常有意义。耳聋患者是耳聋基因诊断的适用人群，有耳聋家族史的听力正常者，也应在婚前或生育前进行基因诊断，明确是否为耳聋基因致病变异携带者，以便采取预防下一代耳聋的有效措施。

目前用于遗传性耳聋基因筛查和诊断的主要方法包括常见耳聋基因测序（即已知耳聋基因二代测序 Panel）、桑格（Sanger）测序、全外显子组测序及全基因组测序等。任何基因检测方案都有一定的局限性。在极少数情况下，一位遗传性耳聋患者可携带多个耳聋基因的致病变异，即由多个致病原因致聋，仅对常见耳聋基因进行检测可能导致遗传病因分析不全面。

目前已知的多数遗传性耳聋基因致病变异表现为典型的单基因病，具有相对固定的基因型-表型对应关系，其基因诊断可为遗传阻断、生育指导和临床干预提供明确依据。以 *GJB2* 基因 p.V37I（c.109G＞A）隐性突变为代表的部分耳聋遗传易感性基因型虽可导致以轻中度为主的听力障碍，但具有明显的不完全外显性，甚至在听力正常人群中也有一定比例的携带者，该类变异导致的表型可能受遗传背景和环境因素的综合影响。

产前或胚胎植入前遗传学检测可从根本上阻断疾病在家系中的传递，避免患儿出生。针对常染色体显性遗传、隐性遗传、性连锁遗传等遗传性耳聋，明确为耳聋基因致病变异的携带者，通过携带者筛查或家族内基因检测明确为携带者的夫妇，若有意愿并在符合伦理的前提下，可以通过选择性生育获得不携带该基因致病变异的后代。携带线粒体DNA敏感变异的高危人群避免使用氨基糖苷类抗生素即可阻断耳聋的发生。

▷ 13. 综合性携带者筛查能筛查什么病？

据估算，我国的出生缺陷发生率高达5.6%，全国每年新增出生缺陷约90万例，其中由单基因病导致的出生缺陷约占22.2%。大部分单基因病危害大（致死、致残或致畸），且缺乏有效的治疗手段或者治疗费用昂贵。研究表明，平均每个人携带2.8个隐性遗传基因的致病突变。根据流行病学调查，在正常人群中，有相当一部分单基因病携带率超过1%，包括遗传性耳聋、苯丙酮尿症、脊肌萎缩

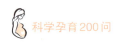

症、肝豆状核变性、糖原贮积症、地中海贫血等疾病。若夫妻双方携带相同的突变基因,生育的后代有1/4的概率为患儿。

由于隐性遗传病的携带者表型正常,大多数单基因病在胎儿期常常不表现出结构畸形,通过影像学检查很难发现,并且许多隐性单基因病往往没有明显的家族史,因此在常规产检中单基因病难以被发现,直到携带者夫妇生出患儿。由此可见,备孕夫妇非常有必要进行单基因病携带者筛查,以了解自己是否为某种致病基因携带者,评估后代患病风险,必要时通过产前诊断、辅助生殖等措施,预防严重遗传病在家庭中的首次发生或改善患儿预后。

综合性携带者筛查可以一次性检测一百多至几百种严重隐性单基因病,帮助备孕及孕早期夫妇了解自身的基因突变携带情况,提示后代患病风险,结合专业的遗传咨询和医学方法,可有效降低出生缺陷的发生。

目前开展的综合性携带者筛查以常染色体隐性和X连锁遗传病为主,包含491个基因,覆盖668种中国人群携带频率高、生命早期发病、致死、致残或严重影响生活质量的疾病,其中还包括脆性X综合征和叶酸代谢能力基因检测。主要筛查疾病见表3-1。

表3-1 综合性携带者筛查

系统	数目	部分疾病示例
遗传代谢病	183	苯丙酮尿症;糖原贮积症;戈谢病;戊二酸尿症I型;甲基丙二酸尿症;肝豆状核变性(威尔逊病);酪氨酸血症1型;半乳糖激酶缺乏症;半乳糖血症等
神经系统	145	脊髓性肌萎缩症;杜氏肌营养不良;腓骨肌萎缩症;脑桥小脑发育不良;X连锁精神发育迟滞;神经元蜡样脂褐质沉积症等

续表

系统	数目	部分疾病示例
视力系统	44	弗雷泽(Fraser)综合征3型;先天性黑矇;视网膜色素变性;原发性开角型青光眼;先天性小眼畸形伴眼缺如等
听力系统	29	彭德莱(Pendred)综合征;厄舍(Usher)综合征;常染色体隐性耳聋;X连锁耳聋等
免疫缺陷	27	家族性地中海热;奥梅恩(Omenn)综合征;B细胞阴性严重联合免疫缺陷;家族性噬血细胞综合征;腺苷脱氨酶(ADA)缺乏导致的严重联合免疫缺陷等
内分泌系统	24	21-羟化酶缺乏症(一种先天性肾上腺皮质增生症);甲状腺激素合成障碍;联合性垂体激素缺乏症等
骨骼系统	24	埃利伟(Ellis-van Creveld)综合征;成骨不全;软骨发育不良;尖头多指(趾)并指(趾)畸形(Carpenter综合征)等
血液系统	21	α-地中海贫血;β-地中海贫血;镰状细胞性贫血;血友病A型;血友病B型;血管性血友病;范科尼贫血等
皮肤系统	20	眼皮肤白化病;着色性干皮病;先天性鱼鳞病等
泌尿系统	18	肾病综合征;肾消耗病;常染色体隐性奥尔波特(Alport)综合征2型;吉泰尔曼(Gitelman)综合征;*PKHD1*相关多囊肾病;肾小管发育不全等
呼吸系统	8	先天性肺表面活性物质代谢障碍3型;原发性纤毛运动障碍1、3、9、14、16、17、30型
消化系统	6	进行性家族性肝内胆汁淤积1型、2型;发-肝-肠综合征1型等
心血管系统	4	弹性假黄色瘤;婴儿全身性动脉钙化2型;儿茶酚胺敏感性多形性室性心动过速2型;伴或不伴骨骼肌无力的心律失常综合征
多系统异常	115	脆性X综合征;巴尔得-别德尔(Bardet-Biedl)综合征;眼-脑-肝-肾综合征(COACH综合征);科凯恩(Cockayne)综合征型;朱伯特(Joubert)综合征;梅克尔(Meckel)综合征;线粒体DNA耗竭综合征等

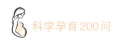

▷ **14. 三代"试管婴儿"是咋回事？** ─────────

试管婴儿是体外受精-胚胎移植技术的俗称，是指采用人工方法让卵细胞和精子在体外受精，并进行早期胚胎发育，然后移植到母体子宫内发育而诞生的婴儿。

第一代试管婴儿技术，即体外受精胚胎移植技术，分别将卵子与精子取出后，置于试管内使其受精，再将胚胎前体——受精卵移植回母体子宫内发育成胎儿。主要适用于女方因素导致的不孕，如输卵管堵塞、子宫内膜异位症等。

第二代试管婴儿技术，即卵胞浆内单精子显微注射技术，借助显微操作系统将单一精子注射入卵子内使其受精。

第三代试管婴儿技术，即胚胎植入前遗传性检测技术（PGT），包括植入前胚胎非整倍体遗传学筛查（PGT-A）、植入前胚胎单基因遗传学检测（PGT-M）和植入前胚胎染色体结构变异遗传学检测（PGT-SR）。第三代试管婴儿是在第一代、第二代试管婴儿技术基础上发展起来的，精子卵子在体外结合形成受精卵，并发育成胚胎后，要在其植入子宫前进行基因检测，挑选出健康的胚胎移植回母体子宫内发育成胎儿。第三代试管婴儿技术属于一种"先诊断后怀孕"的产前诊断技术。与传统产前诊断相比，PGT可在孕前阶段避免单基因病、染色体病和基因组病患儿的妊娠，终止遗传病的代际传播，避免终止异常妊娠对孕妇产生的身心痛苦。第三代试管婴儿技术可精准预防严重出生缺陷，结合综合性携带者筛查，是防治严重遗传病、提高人口素质的重要举措。

宁波市妇女儿童医院在2022年6月成为浙江省第3家可开展第三代试管婴儿技术的医院。如果女方年龄38岁及以上、不明原因反复自然流产、不明原因反复种植失败，可以考虑采用植入前胚胎非整倍体遗传学筛查技术实现妊娠。如果夫妇任一方或双方携带染色体结构异常，包括相互易位、罗伯逊易位、倒位、复杂易位、致病性微缺失或微重复等，强烈建议选择植入前胚胎染色体结构变异遗传学检测技术，可明显减少不良妊娠结局可能。如夫妇任一方患有常染色体显性、X连锁、Y连锁遗传病，或患有遗传易感性的严重疾病（如遗传性乳腺癌的 *BRCA1*、*BRCA2* 致病突变），或夫妇双方携带相同常染色体隐性遗传病致病变异，或夫妇任一方携带 X连锁遗传病致病变异，可以考虑选择植入前胚胎单基因遗传学检测技术，可帮助生育健康宝宝。

任何技术都存在局限性，在实施第三代试管婴儿技术前后，均应进行充分的遗传咨询。第三代试管婴儿妊娠后应尽早建立《母子健康手册》，接受规范孕期保健和产前检查，对胎儿进行系统超声检查，在妊娠第4～6个月必须进行介入性产前诊断，一般多采用羊膜腔穿刺术（孕19～23周）获得胎儿细胞，再采用染色体核型分析和分子生物学方法做出胎儿有无染色体或基因疾病的诊断。

▷ **15. NT是什么？**

1992年英国科学家尼古拉德斯（Nicolaides）首次用颈项透明层厚度（NT）描述孕早期胎儿颈部皮下无回声带，这是孕早期尤其是孕11～13^{+6}周所有胎儿均可出现的一种超声征象。这就是几乎尽人皆知的NT（胎儿颈椎水平矢状切面皮肤至皮下软组织之间的厚度，通俗地说，胎儿颈后部液体透明带）。正常胚胎发育过程中，颈部淋巴管与颈静脉窦在孕11～14周相通。相通之前，少量的淋巴液积聚在颈部形成暂时性颈部透明带，正常胎儿在孕14周后会消退。如果颈部淋巴管与颈静脉窦相通延迟，使颈部淋巴回流受到障碍，淋巴液过多地积聚在颈部，表现为NT明显增厚。

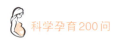

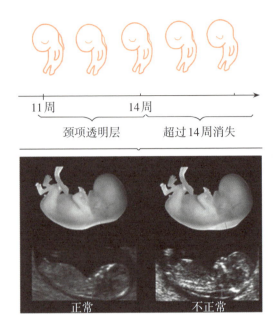

11周　　　14周

颈项透明层　　　超过14周消失

正常　　　　　　不正常

　　NT的检查时间一般选择在孕11～13^{+6}周,也就是胎儿头臀长在45～84mm时。胎儿NT增厚与21三体和其他主要的染色体异常、多种胎儿畸形(如心脏结构畸形)、遗传综合征、胎儿死亡、感染等相关。NT作为孕早期超声筛查的指标,在双胎妊娠产前筛查时具有独特的优势。单胎妊娠时,孕早期超声NT检查结合游离β-人绒毛膜促性腺激素和妊娠相关血浆蛋白A联合筛查对唐氏综合征的检出率可达到85%左右。孕妇一定要重视孕早期超声NT的检查。

　　正常情况下,NT的中位数值随孕周的增加而增加,如胎儿头臀长从45mm增加到84mm时,NT的中位数从1.2mm增加到1.9mm。绝大多数宝宝NT<2.5mm,考虑NT筛查低风险。当NT≥2.5mm时,就需要孕妇重点关注,应到产前诊断门诊进一步咨询。

　　对于NT的异常增厚结果,部分孕妇会非常紧张和不安。其实,虽然 NT 增厚,但并不等于胎儿异常,大多数是暂时性增厚,会自然消退,但有一部分会发展成淋巴水囊瘤或者全身水肿,甚至胎死宫内等。因此孕妇在收到异常检查结果时,建议到产前诊断门诊就诊,在医师的指导下进一步检查,以排除风险。

▷ **16. 什么是血清学产前筛查?**

血清学产前筛查俗称唐氏筛查,是按孕周选择测定孕妇血液中的某些特异性指标,结合孕妇年龄、体重及某些影像学指标等因素,筛选怀有先天性缺陷胎儿高风险孕妇的一种方法。目标筛查疾病为 21 三体、18 三体及开放性神经管缺陷,筛查高风险与不良妊娠结局的发生具有一定相关性。根据不同孕周采用不同的筛查指标组合,筛查方案分为孕早期唐氏筛查、孕中期唐氏筛查、孕早中期联合/序贯筛查。孕早期唐氏筛查在孕 $11\sim13^{+6}$ 周进行,孕中期唐氏筛查在孕 $15\sim20^{+6}$ 周进行。检测生化指标有母血清中妊娠相关血浆蛋白 A(PAPP-A)、甲胎蛋白(AFP)、游离 β-人绒毛膜促性腺激素(β-HCG)、游离雌三醇(uE3)等。若筛查结果为低风险,则表明胎儿发生唐氏综合征等先天异常的机会很低,但并不能完全排除异常的可能性;若筛查结果为高风险,提示唐氏综合征等先天异常发生的概率较高,但并不代表一定会发生先天异常,建议进一步行介入性产前诊断及产前超声检查等以明确。

▷ **17. 无创 DNA 检测重要吗?**

孕妇外周血无创产前基因检测(NIPT)是根据孕妇血浆中胎儿来源的游离 DNA 信息筛查常见的染色体非整倍体异常的方法。目前绝大部分 NIPT 采用二代测序和信息生物学技术,筛查的目标疾病为 3 种常见胎儿染色体非整倍体异常,即 21 三体综合征、18 三体

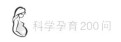

综合征、13 三体综合征。NIPT 对胎儿 21 三体综合征、18 三体综合征检出效率明显高于母体血清学筛查,21 三体综合征检出率可达 99% 左右,18 三体综合征检出率在 95% 左右,13 三体综合征检出率在 90% 左右,假阳性和假阴性均低于 1%。NIPT 还可能发现胎儿患其他染色体异常或基因组病的高风险情况。NIPT 能大幅度提高胎儿唐氏综合征的检出率,大大减少了介入性产前诊断的应用,目前在孕期保健中越来越受医生和准妈妈们重视和欢迎。

但是,任何技术都有局限性,NIPT 也存在假阳性和假阴性。首先,NIPT 虽然是针对胎儿游离 DNA 的,但检测的却是母体和胎儿 DNA 的混合物,如果胎儿 DNA 的比例过低,就无法得出有意义的结果,造成临床报告假低风险(假阴性)。其次,胎儿游离 DNA 绝大部分来源于胎盘,如果胎盘 DNA 显示正常而胎儿 DNA 异常,会造成假低风险(假阴性)结果。第三,母体本身 DNA 的异常,比如有染色体变异的肿瘤细胞,也会造成检测结果异常,而出现假高风险(假阳性)结果。尽管 NIPT 假阳性和假阴性发生率都很低,但仍应重视,应避免检测孕周过小等人为因素,在可能存在胎儿其他染色体或基因疾病风险、胎儿结构畸形、孕妇本身存在染色体异常、胎盘嵌合体等特殊情况下,也不宜采用 NIPT。同时,NIPT 不能筛查胎儿是否存在神经管缺陷高风险。

为规范开展 NIPT,2016 年国家卫生和计划生育委员会制定《孕妇外周血胎儿游离 DNA 产前筛查与诊断技术规范》,明确适用人群、慎用人群和不适用人群。

适用人群:①血清学筛查显示胎儿常见染色体非整倍体风险值介于高风险切割值与 1/1000 之间的孕妇;②有介入性产前诊断禁忌证者(如先兆流产、发热、出血倾向、慢性病原体感染活动期、孕妇 Rh 阴性血型等);③孕 20^{+6} 周以上,错过血清学筛查最佳时间,但要求评估21三体综合征、18三体综合征、13三体综合征风险者。

慎用人群：①孕早、中期产前筛查高风险孕妇；②预产期年龄≥35岁的孕妇；③重度肥胖（体质指数>40kg/m²）孕妇；④通过体外受精-胚胎移植方式受孕的孕妇；⑤有染色体异常胎儿分娩史，但除外夫妇染色体异常的情形；⑥双胎及多胎妊娠的孕妇；⑦医师认为可能影响结果准确性的其他情形。

不适用人群：①孕周<12周；②夫妇一方有明确的染色体异常；③1年内接受过异体输血、移植手术、异体细胞治疗等；④胎儿超声检查提示有结构异常、须进行产前诊断；⑤有基因遗传病家族史或提示胎儿罹患基因病高风险；⑥妊娠合并恶性肿瘤；⑦医师认为有明显影响结果准确性的其他情形。

NIPT通过采集孕妇外周血进行检测，就能得出胎儿患染色体非整倍体疾病（21三体综合征、18三体综合征和13三体综合征）的风险率，无需介入性穿刺，对胎儿没有创伤，降低了因介入性手术导致的流产风险，除不适用人群外，多数孕妇可选择，适宜检查孕周为12～22^{+6}周，最迟到孕26^{+6}周。

NIPT是一种产前筛查技术，筛查结果如为高风险，应进行介入性产前诊断。

▷ 18. 超声产前筛查重要吗？

超声产前筛查通过超声对胎儿进行先天性缺陷筛查，是了解胎儿主要解剖结构最常用、无创、可重复的方法。超声产前筛查的主要目的是评估胎儿生长发育和发现胎儿严重的结构异常，对降低出生缺陷，提高出生人口素质具有重要意义。

孕早期超声产前筛查适宜孕周为孕11～13^{+6}周，筛查内容除确定妊娠，观察胎儿数目、胎心搏动、胎盘、羊水，测量胎儿主要生长

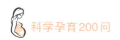

参数,判断多胎妊娠绒毛膜性及羊膜性等一般的检查内容外,还应当包括测量胎儿头臀长(CRL)和颈项透明层厚度(NT),观察胎儿侧脑室水平颅骨环、大脑镰及双侧侧脑室内脉络丛回声和脐带腹壁入口处结构。孕中期超声产前筛查适宜孕周为孕20～24^{+6}周,测量胎儿双顶径(BPD)、头围(HC)、腹围(AC)、一侧股骨长(FL)和肱骨长(HL),观察胎儿头面部、脊柱、胸腔、腹部、四肢有无异常。如超声产前筛查发现可疑胎儿异常,应尽早到产前诊断机构相关门诊就诊,接受产前诊断技术。

超声产前筛查准确性受到诸多因素的影响。筛查过程中由孕周、胎儿体位、羊水量、孕妇腹壁厚度导致的胎儿观察部位被遮挡和胎儿器官的逐步发育变化(有些胎儿畸形在孕中晚期才形成或表现出来)等都可能造成筛查结果的假象,以及超声本身存在伪像,使其不能检出所有胎儿畸形。根据目前超声技术水平,原则上孕20～24^{+6}周筛查的主要严重胎儿结构畸形包括无脑畸形、无叶型前脑无裂畸形(简称无叶全前脑)、严重脑膜脑膨出、严重开放性脊柱裂伴脊髓脊膜膨出、单心室、单一大动脉、双肾缺如、严重胸腹壁缺损并内脏外翻、四肢严重短小的致死性骨发育不良。

我国法律禁止任何单位或者个人实施非医学需要的胎儿性别鉴定。同时大家也应科学认识超声产前筛查技术的效果和局限性。

通过超声产前筛查和后续的产前诊断,宁波市每年均能发现1000多例异常胎儿,在预防出生缺陷中发挥重要作用。建议准妈妈妊娠后尽早建立《母子健康手册》,主动接受超声产前筛查服务,对可能存在的胎儿异常进行早发现、早诊断、早干预。

▷ **19. 二维、三维、四维超声有什么区别?**

二维超声心动图又称切面超声心动图,简称二维超声,将从人体反射回来的回波信号以光点形式组成切面图像,能清晰、直观、实时显示心脏各结构的形态、空间位置及连续关系等,是基本的检查法。彩色多普勒血流成像以脉冲多普勒技术为基础,运用相关技术,得到彩色血流与二维灰阶图像叠加而形成的图像。传统上人们所说的彩超,实际上是二维超声与彩色多普勒血流成像的叠加。三维超声是用计算机将二维超声的连续扫查切面合成立体图像。四维超声不过是在三维超声的基础上增加了时间轴,就是说三维超声是静态的立体照片,四维超声是动态的小视频。排查胎儿畸形的关键检查仍由二维超声完成,只是在检查中发现特殊情况时,运用三维超声协助诊断,比如当二维超声发现胎儿唇裂时,可以进一步用三维超声成像获得胎儿唇部的立体图像,以便于孕妇及家属更加直观地理解。

二维超声即可满足普通检查需求,但建议所有的孕妇在孕中期到正规医院做一次三维超声检查,因为目前市场上带有三维、四维容积探头的超声诊疗仪器比普通二维超声仪分辨率高,有利于胎儿结构异常的筛查。如果三维、四维超声检查时发现胎儿结构异常,那么需要进一步到有产前诊断资质医院做胎儿系统超声检查。

▷ 20. 产前诊断是咋回事?

产前诊断又称宫内诊断,指对可疑出生缺陷的胎儿在出生前应用各种检测手段,如影像学、生物化学、细胞遗传学及分子生物学等技术,全面评估胎儿在宫内的发育状况,对先天性和遗传性疾病做出诊断,为胎儿宫内治疗及选择性流产提供依据。

产前诊断的对象为出生缺陷的高危人群,除了产前筛查检出的高风险人群外,还包括根据病史和其他检查确定的高风险人群。产前诊断检查的主要指征:羊水过多或者过少;筛查发现染色体核

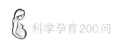

型异常的高危人群、胎儿发育异常或可疑结构畸形；孕早期时接触过可能导致胎儿先天缺陷的物质；夫妇一方患有先天性疾病或遗传性疾病，或有遗传病家族史；曾经分娩过先天性严重缺陷婴儿；年龄达到或超过35周岁；其他（如不良孕产史者）。

产前诊断的疾病主要有染色体病、基因组病、单基因病和先天性结构异常。

产前诊断的策略是综合各种方法获得胎儿疾病的诊断。首先是进行产前筛查，包括血清学产前筛查、NIPT和超声产前筛查等。通过筛查可发现染色体核型异常的高危人群，发现胎儿发育异常或可疑结构畸形、羊水过多或者过少等异常情况。再通过详细的病史询问、体格检查、检查检验等措施，确定需要产前诊断的孕妇。然后通过产前诊断性超声，必要时选择磁共振检查做出胎儿有无结构异常的诊断；通过羊膜穿刺术、绒毛膜绒毛吸取术等技术获得胎儿细胞，采用染色体核型分析、荧光原位杂交技术（FISH）、染色体微阵列分析（CMA）、靶向基因测序和全外显子测序等方法做出染色体或基因疾病的诊断。

产前诊断性超声检查是针对临床或产前超声筛查发现的胎儿异常，围绕可能的疾病，进行针对性的全面检查，并做出影像学诊断。超声检查诊断出生缺陷存在局限性，主要有：①出生缺陷必须存在解剖异常，而且该异常必须明显到足以让超声影像分辨和显现；②超声检查必须在合适时间进行，可在孕早中期获得诊断的胎儿结构畸形包括无脑畸形、无叶型前脑无裂畸形、脑膜脑膨出、开放性脊柱裂伴脊髓脊膜膨出、单心室、单一大动脉、双肾缺如、胸腹壁缺损并内脏外翻、四肢短小、联体双胎等，有些胎儿疾病（如脑积水、肾盂积水、多囊肾等）需在孕晚期才能诊断；③超声发现与胎儿染色体病等有关的结构畸形，需采用染色体核型分析和分子生物学方法做出染色体或基因疾病的诊断。

磁共振不作为常规筛查方法，只对超声检查发现异常、但不能明确诊断的胎儿，选择磁共振检查。磁共振检查安全性较高，目前尚未发现有磁场对胎儿造成危害的报道。但为确保胎儿安全，对妊娠3个月以内的胎儿尽可能避免磁共振检查。

各项产前诊断技术都存在一定的局限，目前许多胎儿疾病（包括胎儿结构异常和染色体基因异常）的产前明确诊断仍有困难。

▷ 21. 什么是"羊水穿刺"？哪些人需要做？风险大吗？

"羊水穿刺"的规范名称叫作"羊膜腔穿刺术"，是一种简单、安全、有效的产前诊断方式，操作时间短，5～10分钟即可结束。它是目前应用最广泛的有创介入性产前诊断技术。羊膜腔穿刺术是在超声介导下，用一根细长针穿过孕妇肚皮、子宫壁，刺入羊膜腔，抽取羊水，获得其中的胎儿细胞或胎儿DNA来进行遗传学检查，以判断胎儿是否有染色体异常及染色体相关疾病的一项技术。适合羊膜腔穿刺的时间是孕16～32周（最佳时间为孕19～23周）。

以下人群需要做羊膜腔穿刺术：①预产年龄达到或超过35周岁的孕妇；②孕早中期血清学产前筛查高风险的孕妇，无创产前基因检测（NIPT）发现异常的孕妇；③有不良孕产史（死胎、死产、新生儿死亡及畸形儿、染色体异常患儿生育史）的孕妇；④夫妇一方患有先天性疾病或遗传性疾病，或有遗传家族史的孕妇；⑤B超发现胎儿异常或者胎儿可疑畸形的孕妇（包括羊水过多或过少的）；⑥孕早期接触过可能导致胎儿先天缺陷的物质的孕妇；⑦本次妊娠为三代试管（PGT）助孕的孕妇。

羊膜腔穿刺术属于有创检查，也可能导致流产、宫内感染、胎死宫内等并发症，其中以流产较为常见，发生率为0.1%～1%，存在

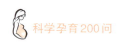
宫内异常的胎儿围术期死亡及流产发生率更高，同时也与孕周和孕妇自身体质密切相关。

羊膜腔穿刺整个过程在超声引导下完成，因而不是盲穿，医生会尽量避开胎儿，选择最佳的位置。

那么羊膜腔穿刺是否在麻醉下进行呢？虽然穿刺针看起来很长很可怕，但实际的疼痛感与普通抽血是一样的，所以不用纠结疼痛需要麻醉的问题。

孕妇更需要注意的是：羊膜腔穿刺是取得羊水中胎儿细胞的一种方法与过程，重点是羊水抽出来之后做什么检测。相关检测主要分为两类：一类是针对染色体的检测，比如核型检测的是染色体数目的异常和大的结构上的异常；另一类是针对染色体更小片段的异常检测，比如拷贝数变异（CNV）检测的是染色体上的微缺失和微重复。

根据夫妇双方及胎儿情况，必要时需加做某种单基因病或全外显子检测。

▷ **22. 什么是新生儿遗传代谢病筛查？** ────────

新生儿遗传代谢病筛查通过实验室检测方法，在新生儿期对某些先天性遗传代谢病进行筛查，从中找出可疑病例，再加以进一步检查确诊，从而使有这些疾病的患儿得以早期诊断和治疗，避免不可逆体格和智力障碍，甚至死亡。筛查方法：在新生儿出生3天左右并充分哺乳后进行足跟采血并制成血斑，干燥后的血斑送筛查中心检测。若筛查结果阳性，将再次对孩子进行采血检查并做进一步判断，以便尽早明确是否需要治疗，但筛查阳性并不代表孩子一定有问题，有许多情况会导致假阳性的发生。若筛查结果阴性也需要定期进行儿童保健检查，因为无论采用何种筛查技术，新生儿个体生理差别或使用过抗生素、输血、静脉营养等都可能导致筛查假阴性的发生。

目前筛查目标疾病包括先天性甲状腺功能减退、苯丙酮尿症、先天性肾上腺皮质增生症、葡萄糖-6-磷酸脱氢酶缺乏症（俗称蚕豆病），加上串联质谱筛查疾病共51种。串联质谱技术目前已在多个发达国家和地区作为新生儿筛查的常规手段使用，是目前非常高效、便捷的筛查方法。利用高灵敏性、高特异性、高选择性和快速检测的串联质谱，对1个标本同时进行多种遗传代谢病（包括氨基酸、脂肪酸、有机酸三大类代谢异常）的筛查，可实现"一次实验检测多种疾病"。

▷ **23. 蚕豆病是怎么回事？**

葡萄糖-6-磷酸脱氢酶（G6PD）缺乏症俗称蚕豆病，是红细胞膜上葡萄糖-6-磷酸脱氢酶缺陷导致的遗传性溶血性疾病。全球分布，我国呈南高北低的分布特点。男性患者多于女性。发病原因是*G6PD*基因突变，导致葡萄糖-6-磷酸脱氢酶活性降低，红细胞不能抵抗氧化损伤而遭受破坏，引起溶血性贫血。溶血自限性为该病特点。

该病患者常因食用蚕豆、服用或接触某些药物、感染等诱发血红蛋白尿、黄疸、贫血等急性溶血反应。如不及时处理，可引起肝、肾或心功能衰竭，甚至死亡。

有报道，患G6PD缺乏症的新生儿中，约50%的患儿会出现新生儿黄疸，其中约12%可发展为核黄疸，导致脑部损害，引起智力低下。出生后2~4天为G6PD缺乏症发病高峰，感染、缺氧、哺乳母亲服用氧化性药物、穿含樟脑丸气味衣服等均可为诱发因素。

*G6PD*基因定位于X染色体，G6PD缺乏症属X连锁不完全显

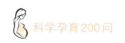

性遗传。全球已发现 *G6PD* 致病性突变200多种,我国目前发现致病性突变30多种。男性半合子发病。女性纯合子发病。女性杂合子发病与否取决于 G6PD 缺乏细胞占比,G6PD 缺乏的表现度不一,一些女性杂合子酶活性可接近正常,一般无临床表现。

宁波市早在2014年开始在新生儿中免费开展 G6PD 缺乏症筛查,通过规范筛查和诊断年均确诊患儿均在200例以上。对确诊患儿家长进行充分告知,避免患儿食用蚕豆及其制品、接触含萘樟脑丸、服用某些药物,本病发病多数可预防。在患儿看病时,应主动告诉医护人员,并出示G6PD缺乏症备忘卡。

孕妇如为 *G6PD* 基因杂合子携带者,可无临床表现,孕前或产前进行携带者筛查对于预防新生儿期发病具有重要意义。如果夫妻双方有其中一方为患者或女方是杂合子携带者,应慎重选择合适的分娩机构,并将相关情况及时与医生沟通,密切关注新生儿情况,发现黄疸等异常情况及时治疗,适时进行新生儿遗传代谢病筛查。

▷ 24. 什么是苯丙酮尿症?

苯丙酮尿症(PKU)是一种常染色体隐性遗传的氨基酸代谢病。患者由于苯丙氨酸羟化酶缺乏,苯丙氨酸不能转变为酪氨酸,从而导致苯丙氨酸及其酮酸在体内蓄积并从尿中大量排出。

苯丙酮尿症患儿一般出生时正常,随着哺乳,3～6个月出现症状,1岁时症状明显。其主要临床特征包括智能低下、尿液和汗液鼠臭味、头发和皮肤颜色浅淡。如果能得到早期诊断,通过饮食控制进行早期治疗,可无明显临床症状,多数智力发育正常。

苯丙酮尿症发病率有种族和地区的差异,美国约为7.1/10万,北爱尔兰约为22.7/10万,德国约为17.3/10万,日本约为1.3/10万,我国平均发病率为8.5/10万。

各国都把苯丙酮尿症纳入新生儿疾病筛查,以血苯丙氨酸作为筛查指标,一般>120μmol/L为筛查阳性,>360μmol/L为PKU,≥1200μmol/L为经典型苯丙酮尿症。

如一对夫妇已生育过苯丙酮尿症患儿,夫妇双方一般均为杂合子携带者,再生育苯丙酮尿症患儿的概率为25%。再生育前应寻求遗传咨询,对患儿和其父母进行基因突变检测,明确突变类型。胚胎植入前遗传学检测技术可帮助患儿父母生育健康宝宝,也可选择在孕期进行产前诊断。

苯丙酮尿症患儿通过新生儿筛查、尽早诊断、食物控制可避免中枢神经系统损害,健康成长。成年后在谈婚论嫁、考虑生育宝宝时一定要小心,备孕期充分咨询,夫妇双方要做苯丙氨酸羟化酶基因分析。如对方为阴性,则孩子为基因携带者,可以正常备孕;如对方为基因携带者,则子女1/2为基因携带者,1/2为患者,建议遗传咨询,考虑是否采用第三代"试管婴儿"技术,选择生育健康宝宝,阻断苯丙酮尿症代际遗传,也可选择在孕期进行产前诊断。

女性苯丙酮尿症患者如不经饮食控制而妊娠,可致母源性苯丙酮尿症,引起胎儿流产或孩子出生后有智力缺陷、心脏畸形、小头畸形、癫痫发作等严重后果。

女性患者准备妊娠前应接受孕前检查,在孕前半年开始恢复低苯丙氨酸饮食,定期检测血苯丙氨酸浓度,将血苯丙氨酸浓度控制在理想范围。孕期的饮食要随着血苯丙氨酸浓度来调节。妊娠后尽早建立《母子健康手册》,定期产检,接受营养指导,严格低苯丙氨酸饮食,但同时要保证各类必需营养素的摄入以满足胎儿生长发育需要,每1~2周监测一次血苯丙氨酸浓度,严格控制血苯丙氨酸浓度在120~360μmol/L直至分娩,可避免发生母源性苯丙酮尿症,是非常有希望生育健康宝宝的。

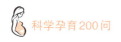

▷ 25. 新生儿常见耳聋基因筛查需要做吗？

听力障碍是人类常见的出生缺陷之一，我国每年新增6万～8万耳聋新生儿。耳聋病因复杂，50%以上与遗传因素有关。遗传性耳聋相关基因很多，已知的致聋基因已超过100个，在我国人群中耳聋基因变异携带率超过15%。常见耳聋基因筛查多以 *GJB2*、*SLC26A4*、线粒体DNA *12SrRNA* 及 *GJB3* 等4个基因的热点致病变异位点为主。对新生儿进行常见遗传性耳聋基因变异筛查，早诊断、早治疗可有效干预聋哑的发生。最重要的是，通过基因变异筛查可发现常规物理听力筛查无法检出的药物性致聋基因携带者和迟发性耳聋基因携带者，经健康指导可避免药物性耳聋或减缓迟发性耳聋的发生。新生儿常见耳聋基因筛查是值得推广的出生缺陷三级预防措施。

对于纯合、双杂合或者多位点变异的受检者，应建议召回父母进行家系分析，若不符合遗传规律者，应采用另一技术进行再次验证，或调查其他原因。对于杂合变异携带者，应提示定期进行听力检查，并注意直系亲属情况。此外，针对单位点杂合携带或基因变异筛查阴性，而听力缺失或下降者，应建议进行遗传咨询和家系调查，并进行更广范围的耳聋基因变异检测。若检出线粒体DNA *12SrRNA* 基因变异，提示受检者药物性耳聋风险极高，应建议其本人以及母系家系成员终身禁止使用氨基糖苷类药物，建议其母系家系成员进行基因检测。

生育先天性耳聋患儿的家长再生育前应接受遗传咨询，考虑胚胎植入前遗传学检测或产前诊断以避免再次生育耳聋患儿。对先天性耳聋患儿和隐性耳聋基因携带者，通过监护人指导患儿成年后的婚育注意事项，实现长效防聋治聋。

第四章 产前检查我知道

产前检查与孕期保健是降低孕产妇死亡和出生缺陷的重要措施。通过对孕妇及胎儿的孕期监护，能够及早发现并治疗妊娠并发症或合并症，及时发现胎儿异常，结合孕妇及胎儿的具体情况，确定分娩方式，保障母婴安全。本章将给大家带来有关孕期检查、健康教育及指导和常规保健内容，有助于准妈妈们安全度过孕产期。

▷ **1. 如何确认妊娠？**

对于许多女性来说，怀孕是一件充满惊喜和期待的事情。在享受这份喜悦之前，首先需要确认自己是否真的怀孕了。及早地知道自己是否妊娠，可以有更多的时间准备迎接新生命的到来，可以避免一些药物及不良的生活习惯对胎儿的影响。那么，如何确认妊娠呢？下面介绍几种方法帮助女性朋友们更准确地判断自己是否妊娠。

（1）身体变化

停经是妊娠最早、最重要的"信号"。一般女性的月经周期为28~30天。月经周期正常的育龄期女性，如有性生活且没有采取避孕措施，月经推迟7~10天后还未来潮，就要意识到有妊娠可能。除停经外，约50%的女性在孕早期会出现恶心、呕吐、嗳气等胃肠

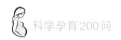

道反应,至孕9周时症状最为严重,60%在孕12周后症状会缓解。孕早期女性还可能出现尿频现象,这是前倾的子宫增大,压迫膀胱所致。乳房体积也会逐渐增大,出现胀痛不适,乳头乳晕着色加深,乳晕周围皮脂腺增生出现深褐色结节,俗称"蒙氏结节"。部分女性在受精卵着床时,会出现极少量浅粉色或粉色阴道分泌物,还可能会出现乏力、嗜睡、缺乏食欲、喜食酸物等症状。

（2）早孕试纸

早孕试纸是一种简便、快速的检测方法,通过检测尿液中的人绒毛膜促性腺激素（HCG）来判断是否妊娠。可以在药店购买检测试纸后在家中自行操作。一般建议在月经延迟10天后进行检测,采用晨尿的准确性会更高。如果试纸上出现两条红线,表示很可能已经妊娠。然而,早孕试纸并非百分百准确,有时会出现假阳性或假阴性的结果。

（3）血HCG检查

HCG是由胎盘的滋养层细胞分泌的一种糖蛋白,未孕女性血液中的HCG值一般小于5IU/L。到医院进行血HCG检测,相较于早孕试纸,更加灵敏,具有更高的准确率,且能够更早地检测出妊娠。受精8～10天后能在母体血液中检出血HCG。血HCG在孕早期迅速增加,在孕8～10周达到高峰,峰值持续10天左右,至孕12周逐渐下降。血HCG的升高可以提示妊娠,但无法判断是宫内妊娠还是宫外孕（异位妊娠）,也无法排除血HCG升高的非妊娠疾病,如葡萄胎、绒毛膜癌、卵巢无性细胞瘤等。

（4）B超

B超是一种直观的检测方法,可以观察到胎儿的发育情况。一般在孕6～8周后进行B超检查,可以看到胎心搏动和孕囊。B超不仅可以确认妊娠,还可以判断是否为宫外孕、多胞胎等情况。孕早期可以经腹部行超声检查,也可以经阴道行超声检查。部分孕妇担心经阴道超声会导致流产。目前没有确凿的证据提示,阴道超声会对胚胎质量有不良的影响。阴道超声检查较经腹部超声具有更多优势,如无需憋尿、更早发现孕囊着床情况、图像分辨率及清晰度更高等。

总之,确认妊娠是孕育过程中的第一步,对于准妈妈及其家庭来说都非常重要。了解确认妊娠的方法以及相关知识,可以帮助女性朋友们更好地面对这一过程,为自己和宝宝创造一个良好的生活环境。

▷ **2. 如何计算预产期?**

预产期是预计孕妇分娩的日期,对于孕妇和家庭成员来说具有重要意义。了解预产期的计算方法可以帮助孕妇更好地规划孕期生活,提前做好准备。

预产期计算是从末次月经的第 1 天开始算起,胎儿发育完全一般需要 280 天,每周 7 天,即 40 周。医学上又以 4 周为一个月,因此共妊娠 10 个月,也就是我们平常说的"怀胎十月"。临床上将小于 37 周出生的胎儿称为早产儿,占分娩总数的 5%～15%;37～41⁺⁶ 周出生的胎儿称为足月儿,占分娩总数的 80%～90%;达到或超过 42 周出生的胎儿称为过期儿,占分娩总数的 3%～15%。了解预产期的计算方法有助于孕妇安排孕期检查、待产及产后护理等事宜,同时也有助于医生评估孕期进展和胎儿健康状况,及时发现潜在问题。以下列举了几种常见的预产期计算方法,供准妈妈们参考。

(1)根据末次月经计算

这是最常用的预产期计算方法,适用于月经周期规律的女性。对于月经周期规律的大部分育龄期女性,可按下面专门计算预产

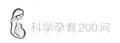

期的方法推算：

月份＝末次月经开始的第一天所在的月份+9（或–3）

日期＝末次月经开始的第一天天数+7

举例一：末次月经的第一天是2023年1月1日，则月份1+9，日期为1+7，即预产期为2023年10月8日。

举例二：末次月经的第一天是2023年5月20日，则月份5–3，日期为20+7，即预产期为2024年2月27日。

如果只知道农历的末次月经日期，需要先换算成公历再推算预产期日期。

随着科技的发展，现在越来越多的孕妇选择微信小程序或者APP来计算预产期，一般是按照末次月经的第一天加上280天。

（2）辅助生殖妊娠的计算

如果进行的是试管助孕，可以根据移植胚胎的日期来推算预产期。若移植的是第3天胚胎，移植日前17天相当于正常怀孕的末次月经；若移植的是第5天或第6天囊胚，移植日前19天相当于正常怀孕的末次月经。然后再根据预产期公式计算预产期。

例如，移植的是第3天胚胎，移植日是2023年5月1日，那么末次月经的第一天相当于是2023年4月14日，预产期则为2024年1月21日。

如果进行的是人工授精，末次月经则按照确定排卵日往前14天进行计算。

（3）根据超声结果计算

对于记不清末次月经、月经周期不规则、哺乳期无月经来潮而受孕的女性，可以通过超声检查来协助推算预产期。孕早期超声检测胎儿胚芽或头臀径（CRL）来估计孕周比较精准，误差比较小；而孕中期之后根据胎儿的双顶径、股骨长度来推算预产期，误差就会比较大。超声计算孕周的方法需由专业的妇产科医生进行判断。值得注意的是,若末次月经推算的孕周与孕早期超声检查推算的孕周时间间隔相差 5 日以上,应根据孕早期超声结果校正预产期。

预产期的计算方法还可以根据出现早孕反应的时间或自觉出现胎动的时间进行推算,但因这些感觉较主观,并不是每个孕妇都会出现早孕反应,且每个孕妇自觉胎动时间和程度不同,计算误差较大,因此,并不作为主流的计算预产期的方法。

总之,每位准妈妈都有必要知道自己的预产期,这为整个孕期更好地规划产检、生活及工作提供了参考依据,确保母婴健康。

▷ 3. 孕早期用药了,孩子还能要吗?

在临床上经常能够碰到一些孕妇来门诊就诊咨询,"医生,我在孕早期不知情的情况下用药了,孩子还能要吗?""医生,孕早期用了药物对胎儿有影响吗?"……对于孕早期用药了,胎儿是"去"或"留"的问题,会困扰一部分孕妇。希望通过此节介绍解答相关困惑。

孕早期用药对于胎儿的影响存在多样化与复杂化,不能够简单用一句"有影响"或"没影响"来概括。在评估药物对胎儿影响时,需要综合评估,包括用药时的胎龄、用药的种类、用药的时间长度和暴露剂量等。

(1)评估用药时的胎龄

由于不同发育阶段的胚胎或胎儿对药物敏感性是不同的,药物对于胚胎或胎儿产生的影响也不同,因此,确定用药时的胎龄至关重要。在受精后 2 周内,受精卵处于细胞增殖早期,也就是细胞分裂期(一个细胞变两个、两个细胞变四个……),胚胎器官尚未发育。此时药物对于胚胎的影响是"全"或"无"。"全"是指胚胎早期死亡导致流产;"无"是指对胚胎无影响,胚胎继续发育。受精后

3～8周,是胚胎器官分化发育阶段,是致畸高敏感期,胚胎极易受到致畸因子的影响而畸形。但各器官组织对于不同致畸因子的反应及致畸时间并不相同,如神经组织于受精后15～25天、心脏于受精后21～40天、肢体和眼睛于受精后24～46天易受药物影响。受精后第9周直至分娩,是胚胎功能发育期,胎儿生长,各器官发育、功能完善形成,胎儿的神经系统、生殖器官、骨骼系统、牙齿等仍在继续分化,特别是神经系统的分化、发育和增生在孕晚期和新生儿期达最高峰。此阶段使用致畸药物可能会导致胎儿生长受限、低出生体重和功能行为异常等。因此,在评估药物对于胚胎或胎儿影响时,确定用药时的孕周非常重要。

(2)评估用药的种类

在孕期并非所有的药物都不能用,比如备孕期及孕早期每天服用0.4～0.8mg的叶酸可以有效地预防神经管缺陷。美国食品和药物管理局(FDA)根据药物对动物和人类具有的不同程度的致畸危险,将其分为5类。

A类:临床对照研究中,未发现药物对孕早期、中期及晚期的胎儿有损害,其危险性极小。

B类:临床对照研究中,药物对孕早期、中期及晚期胎儿的危害证据不足或不能证实。

C类:动物实验发现药物造成胎仔畸形或死亡,但无人类对照研究,使用时必须谨慎权衡药物对胎儿的影响。

D类:药物对人类胎儿有危害,但临床非常需要,又无替代药物,应充分权衡利弊后使用。

X类:对动物和人类均具有明显的致畸作用,这类药物在孕期禁用。

此分类方法存在一定的局限性,只有40%的药物纳入其中,并未涵盖全部药物,且此分类方法较为笼统,未提供不同孕周及不同剂量对胚胎的影响。此分类可以作为参考依据，但也需要结合其他因素综合考虑。

（3）药物半衰期

大家在用药时或许会有这样一个疑问，"为什么这个药物需要一天三次服用，那个药物只需要一天一次就可以了？"药物的使用频率跟药物在体内代谢及排泄时间相关。药物在血浆中的浓度降低至1/2所需的时间，即药物半衰期。药物半衰期是确定药物给药时间间隔的重要依据，药物在体内代谢较快，所需给药时间间隔较短；药物在体内代谢较慢，所需给药时间间隔较长。同时，药物半衰期也是判断药物对胎儿是否有影响的重要参考依据。一次用药经过5~7个药物半衰期后，体内药量几乎全部被排泄。部分药物在体内代谢时间较长，如地西泮（一种镇静、安眠类药物）的药物半衰期为20~70小时，又如复方倍他米松在体内完全消除需要10天以上。在评估药物对胎儿影响时，必须考虑到药物的半衰期。

部分特殊类型的药物，不遵循"全"或"无"效应。比如，治疗痘痘的异维A酸类药物有明确的致畸作用，易导致胎儿神经管缺陷、颅面部和心血管畸形等。口服异维A酸类药物3个月内不能怀孕，外涂此类药膏须在停药1月后才能考虑妊娠。病毒唑类药物利巴韦林的药物半衰期非常长，在红细胞内的半衰期为960小时，服药期间需要严格避孕6个月以上。孕期1次剂量沙利度胺（反应停，导致海豹胎畸形的药物）就可导致胎儿畸形。治疗类风湿关节炎药物来氟米特的药物半衰期长达15天左右，其代谢产物可形成肝肠循环，2年内都可测得血药浓度，需要药物洗脱后3个月以上才能妊娠。

因此，在评估药物是否对胎儿有影响时，除了需要考虑用药时胎龄外，还需要考虑到药物半衰期对于胎儿的影响。

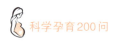

（4）选择继续妊娠所需要注意的事项

如果在备孕期或孕早期使用了可能致畸的药物，可以到当地产前诊断中心或孕产妇药物咨询门诊就诊咨询，评估药物对于胎儿的影响。如果权衡利弊后，孕妇选择继续妊娠，需要做到定期产检，以便及时发现胎儿是否存在异常；通过超声监测胎儿生长情况；利用产前诊断技术评估是否存在胎儿结构、染色体及基因异常等；若本身疾病需要继续服药，请至专科门诊评估病情后，选择对胎儿相对安全的药物。

（5）孕期用药原则

孕期并非不能用药，但需要仔细选择使用的药物。在《妇产科学（第九版）》教科书中提到6条孕期用药的基本原则，包括：①用药必须有明确的指征，避免不必要的用药。②根据病情在医师指导下选用有效且对胎儿相对安全的药物。③应选择单独用药，避免联合用药。④应选用结论比较肯定的药物，避免使用较新的、尚未肯定对胎儿是否有不良影响的药物。⑤严格掌握剂量和用药持续时间，注意及时停药。⑥孕早期若病情允许，尽量推迟到孕中晚期再用药。

孕期妇女用药现象较为普遍，据统计，70%～80%的孕妇使用过药物，平均每人3～4种。如何在孕期安全、有效、合理用药，对保护母婴健康，提高出生人口素质有着重大意义。

▷ 4. 孕期拍片了，还能继续妊娠吗？

很多准妈妈可能在孕早期无意中接触了放射线，比如单位体检时做了胸部CT，在口腔科看牙时拍了口腔X线片……孕妇及家属会十分关注或担忧这些物理辐射对胎儿的影响，会产生"我还能继续妊娠吗？"的担忧。为减少不必要的焦虑及担忧，本节将阐述几种常见的影像学检查，包括超声、磁共振（MRI）、辐射性影像学检查(X线片、CT),帮助孕妇及家属正确认识孕期影像学检查的风险及其益处。

(1)超声检查

超声检查利用频率在200万~1000万赫兹的超声波,通过孕妇腹壁,到达胎体后反射回来,在荧屏上形成影像。超声波是一种物理的机械波,不是放射线,且医疗超声波的强度很低,因此,不用担心会对胎儿造成什么不良影响。研究显示,孕期超声检查与母亲或胎儿的不良妊娠结局、儿童残疾或神经发育异常、儿童恶性肿瘤、儿童智力异常或精神疾病发病之间并无明确关系。美国妇产科医师协会(ACOG)指出"目前没有报道证明超声影像学检查,包括多普勒对胎儿有不良影响"。因此,在孕期行超声检查是安全的。

(2)磁共振检查

磁共振(MRI)检查因其无电离辐射,且通过检查可获取高质量的横断面解剖和病理学描述,在孕期的应用越来越广泛。MRI作为超声的补充检查,孕期常用于评估胎儿神经系统异常、胎儿结构异常、胎盘异常、孕妇急性腹痛和盆腔疼痛等方面。虽然MRI在孕期应用极为普遍,但是部分孕妇和家属仍担心MRI对胎儿的不良影响。迄今为止,国内外文献均未报道使用3.0T及以下场强MRI会对母体或胎儿带来任何不良影响。2020年发布的《胎儿MRI中国专家共识》中也指出,在孕中晚期进行3.0T及以下场强MRI检查是安全的。目前也尚无在MRI扫描后出现胎儿皮肤损伤或听力损伤的报道。但孕早期进行MRI检查仍需慎重,一般胎儿MRI检查时机建议在孕20周及以后。在行MRI之前也必须排除相关禁忌证,包括安装了心脏起搏器、人工电子耳蜗、铁磁性植入物(如颅内动脉瘤夹)等相关医疗电子设备。如果孕妇患有幽闭恐惧症,也是MRI检查的相对禁忌证。MRI检查已成为重要的产前影像学检查

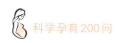

之一,是出生缺陷二级防控的重要手段之一,但选择检查前仍需平衡各方面因素,使孕妇及胎儿获益最大化。

（3）辐射性影像学检查

在不知道妊娠的情况下进行X线或CT检查的孕妇并不少。据国外数据统计,3.6%~5.3%的孕妇曾在孕期接受过辐射性影像学检查。孕期辐射性影像学是否会导致不良妊娠结局,取决于胎儿暴露的孕周和暴露剂量。动物实验及相关临床资料的分析显示,造成胎儿不良结局的最低辐射暴露剂量通常为50~200mGy,造成出生后严重智力障碍的最低暴露剂量是610mGy,大于1000mGy可能导致胚胎死亡。一般临床上行胸部X线检查的胎儿辐射暴露剂量为0.0005~0.01mGy,胸部CT为0.01~0.66mGy。在2020年发布的《妊娠期应用辐射性影像学检查的专家建议》中指出,因意外接受了辐射性影像学检查,不推荐作为终止妊娠的医疗指征。但孕早期当因病情特殊需要或多次检查导致累计暴露剂量超过50~100mGy时,可根据孕周及胎儿辐射暴露剂量大小,综合分析、权衡利弊,尊重孕妇及家属妊娠意愿。表4-1和表4-2列举了常见影像学检查的胎儿辐射暴露剂量及不同孕周的辐射暴露阈值,供大家参考。表格数据来自《妊娠期应用辐射性影像学检查的专家建议》。

表4-1　孕期常用X线、CT及核医学的照射部位及胎儿辐射暴露剂量

检查方法及照射部位	胎儿辐射暴露剂量/mGy
X线（正侧位）	
颈椎	<0.001
四肢（仅检测一侧上肢或下肢时）	<0.001
乳房	0.001~0.01
胸部	0.0005~0.01
腹部	0.1~3.0

续表

检查方法及照射部位	胎儿辐射暴露剂量/mGy
腰椎	1.0～10
静脉肾盂造影	5～10
结肠气钡双重造影	1.0～20
CT	
头、颈部	0.001～0.01
胸部或肺动脉造影	0.01～0.66
限制性骨盆测量	＜1
腹部	1.3～35
盆腔	10～50
核医学	
低剂量灌注显像	0.1～0.5
^{99m}Tc骨显像	4～5
全身PET/CT	10～50

注:PET为正电子发射体层成像。

表4-2　受孕后不同时间辐射暴露的风险及估计影响胎儿的辐射剂量阈值

受孕后时间	可能影响	估计辐射暴露剂量阈值/mGy
0～2周	胚胎死亡或没有影响	50～100
2～8周	先天畸形(骨骼、眼、生殖器)	200
	生长受限	200～250
8～15周	严重智力障碍(风险高)	60～310 [a]
	小头畸形	200
16～25周	严重智力障碍(风险低)	250～280

注:[a]每增加1000mGy,智力商数降低25。

　　总之,在孕期产检过程中,胎儿超声和MRI检查基本可以满足大部分疾病的临床需求,因此,不建议常规开展X线、CT或核医学等有辐射性的影像学检查,从而造成不必要的胎儿辐射暴露。但少部分疾病仍需要采用辐射性影像学检查时,必须遵守患者诊断

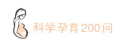

获益大于风险原则及尽可能低剂量原则。单次的X线或CT检查并不作为需要终止妊娠的指征,但也需结合辐射孕周,参考孕妇及家属意愿,综合考虑后做出决定。

▷ **5. 孕期合并卵巢囊肿,是怎么回事?**

部分孕妇在孕期行超声检查时,可能提示卵巢囊肿,这是怎么回事呢? 下面介绍一下妊娠合并卵巢囊肿的一些科普知识。

卵巢囊肿是一种发生于育龄期妇女的常见疾病,是卵巢肿瘤的一种。据报道,妊娠合并卵巢肿瘤的发生率在0.05%~2.4%,其中良性囊肿占95%~99%,恶性肿瘤只占1%~6%。

妊娠合并卵巢囊肿的大部分孕妇无明显临床症状,只是在超声检查时发现。偶有孕早期合并巨大卵巢囊肿时,可见腹部膨隆。部分孕妇合并卵巢囊肿可能会出现腰背部疼痛不适、便秘、腹胀或尿频等无特异性的临床症状;极少数患者可能出现卵巢囊肿挤压破裂或囊肿扭转,导致剧烈腹痛。

孕期发现的70%卵巢囊肿为妊娠黄体囊肿,一般直径<5cm,为生理性改变,不需要特别处理。此类卵巢囊肿大部分会在孕3个月左右逐渐消失。若孕期发现卵巢囊肿直径在5cm及以上,建议妇科肿瘤专家门诊就诊,由接诊医生全面评估后决定诊疗方案。

▷ **6. 孕期阴道流血,是要流产了吗?**

孕期可能会出现各种各样的身体不适情况,其中阴道流血是最常见的临床表现之一。有些孕妇担心阴道流血对于胎儿及自身的影响,会变得焦虑不堪。了解孕期阴道流血的相关知识,可以更好地应对这种情况。

(1)孕早期的阴道流血

孕早期阴道流血可以是生理性的阴道流血,比如受精卵着床时会导致子宫内膜出血,但是这种生理性的阴道流血量往往极少,犹如月经快干净时的量,一般1～3天会自愈。如果孕妇出现这种情况,请不要过于焦虑,放松心情,保持外阴清洁即可。除了生理性阴道流血,也有可能是病理原因(如先兆流产、难免流产、宫外孕、宫颈息肉、宫颈炎症或宫颈恶性病变等)导致的阴道流血,也可能是因孕妇过度劳累,情绪波动大,或不恰当的性生活而引起的阴道流血。如果孕早期出现阴道流血,无论量多或量少,建议及时就医。医生会通过检查血HCG、孕酮等激素水平,进行子宫附件超声检查、妇科检查等辅助检查,查找阴道流血原因,以便进一步妥善处理。

(2)孕中晚期的阴道流血

与孕早期不同,孕中晚期阴道流血可能由胎盘因素导致,比如胎盘位置过低,部分或完全覆盖宫颈内口(医学上称为"前置胎盘")。前置胎盘导致的阴道流血往往出血量较大,表现为孕期反复的无痛性阴道流血,需要结合孕周、胎儿宫内情况、母体情况综合分析,个体化处理。腹部受外力挤压或妊娠高血压等并发症导致胎盘在胎儿娩出前部分或全部从子宫壁剥离(医学上称为"胎盘早剥"),也可导致孕中晚期阴道流血。这种情况虽然发生率并不高(0.2%～1%),但是一旦出现就属于产科的危急重症。胎盘剥离面积较大会直接危及母儿安全,导致胎儿宫内缺血死亡,母体出现低血压休克等。胎盘早剥孕妇可出现轻度至中度腹痛或腰背酸痛,可伴有宫缩,阴道流血量与胎盘剥离面积成正比。其中10%～20%的胎盘早剥孕妇只表现为早产临产症状,可以没有阴道流血。孕中晚期的阴道流血也可以由子宫、宫颈因素导致,比如子宫破裂、宫颈机能不全、临产、宫颈息肉或宫颈其他病变等。孕中晚期出现的阴道流血与孕早期出血一样,需要及时到医院就诊,查明出血原因,监测母儿情况。

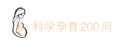

综上所述,孕期导致阴道流血的原因有很多。准妈妈需要谨记,无论在哪个孕周出现阴道流血,都需要及时到医院就诊,由医生判断和综合评估后,才能做出针对性处理。希望每位准妈妈都能平安顺利分娩。

▷ 7. 胚胎停育了,是怎么回事?

怀孕是一件令人欣喜的事情,但是有时会事与愿违。部分孕妇在早期产检时,发现宫内胚胎停育。这无疑是一个沉重的打击,对孕妇及其家庭来说都是如此。他们会困惑为什么发生胚胎停育,想弄清楚到底是怎么回事。据统计,育龄期女性发生1次自然流产的风险为10%,发生复发性流产的风险为1%～5%。每位女性在妊娠后都会面临胚胎停育及流产的风险。下面将介绍关于胚胎停育的相关科普知识。

(1)胚胎停育的原因有哪些呢?

胚胎停育的原因非常复杂,涉及多方面因素,主要包括胚胎因素、母体因素、父亲因素和环境因素等。

其中,胚胎染色体异常是胚胎停育、自然流产的常见原因,占早期流产的50%～60%。流产发生的孕周越早,胚胎染色体异常的可能性越大。最为常见的是以非整倍体为主的染色体异常,包括16三体(12%～19%)、X单体(6%～10%)、22三体(4%～10%)等。胚胎染色体异常与母亲年龄的增加呈正相关,年龄越大,染色体异常的风险也就越高,胚胎停育及流产的风险也就越大。

母体因素包括了全身疾病、生殖器异常、内分泌异常、强烈应激与不良习惯、免疫功能异常等。全身疾病包括孕妇全身感染、高热、严重贫血或心力衰竭、易栓症等。生殖器异常包括子宫先天发育畸形、子宫肌瘤(特别是黏膜下肌瘤或某些肌壁间肌瘤)、子宫腺肌病、宫腔粘连、宫颈机能不全等。内分泌异常包括了黄体功能不全、高催乳素血症、多囊卵巢综合征、甲状腺功能减退、糖尿病血糖控制不佳等。强烈应激与不良习惯包括直接撞击腹部、性交过频、过度焦虑及紧张、吸烟、酗酒、吸毒等。免疫功能的异常易导致多次流产。

另外，男方的精子染色体异常也可导致自然流产，过多接触放射线或有毒有害物质均可导致胚胎停育及流产。

（2）胚胎停育会有哪些临床表现？

胚胎停育后妊娠反应会消失，恶心、呕吐、乳房胀痛等早孕反应症状会逐渐减弱。部分孕妇在胚胎停育后会出现阴道流血，同时会伴有下腹坠胀、疼痛不适。如果部分妊娠物嵌顿于宫颈口，还会影响子宫收缩，导致阴道流血增多，严重者甚至发生失血性休克。妊娠物完全排出后，阴道流血会逐渐减少，腹痛会逐渐缓解。如果孕中晚期胎儿宫内死亡，则会出现胎动消失，宫高、腹围和体重无明显增长等。

（3）哪些检查指标可以提示胚胎停育？

诊断胚胎停育及流产一般并不困难，根据临床表现及相关辅助检查能够确诊。但流产中有种特殊的流产叫作稽留流产，是指胚胎或胎儿在宫内死亡并滞留在宫腔内，未及时自然排出。中晚期的稽留流产可以通过超声明确，比如前次产检超声提示有胎心，后面产检发现胎心消失，可以判断已胎死宫内。但对于早期稽留流产的诊断，需要进一步斟酌与识别。为此，在2020年中华医学会计划生育学分会制定了《早期妊娠稽留流产治疗专家共识》。该共识中提出了早期妊娠稽留流产的超声诊断标准，包含以下几个方面：超声检查头臀径≥7mm，未见胎心搏动；宫腔内孕囊平均直径≥25mm，未见胚胎；宫腔内妊娠未见卵黄囊，2周后复查仍未见胚芽

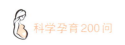

及胎心；宫腔内见卵黄囊，但 11 天后仍未见胎心搏动。以上超声描述可提示胚胎停育，考虑稽留流产，这为下一步诊疗及处理提供了参考依据。

（4）发现胚胎停育了，该怎么办？

一旦确诊难免流产，应该使胚胎及胎盘组织物尽快排出。不然，坏死的胚胎组织会释放抗凝血物质，时间久了，会引发母体凝血功能异常，造成严重出血。而且，坏死的流产物或胎盘等组织会机化，与子宫壁粘连较紧密，导致刮宫困难，从而损伤子宫内膜，影响下次妊娠。具体如何处理，需要结合个体情况，所以患者一定要到正规医院进行诊治。为避免胚胎停育及流产再次发生，需要针对可能导致流产的病因进行处理。比如：染色体异常的夫妇需要进行孕前遗传咨询，必要时行三代试管婴儿；有黏膜下肌瘤的患者需要进行宫腔镜手术；宫颈机能不全导致流产的患者需要在下次妊娠时行预防性宫颈环扎手术；有自身免疫异常的女性需要先治疗免疫疾病等。

胚胎停育及流产令人惋惜。但是，多数育龄期女性通过科学备孕，自我监测，及时就医诊疗，都能收获"好孕"。

▷ 8. 孕期接种疫苗：哪些可以接种？哪些禁用？

接种疫苗是控制传染性疾病最有效的措施之一。目前很多人担心在备孕期及孕期接种疫苗会对胎儿造成不良影响，会增加早产、流产风险。事实并非如此，孕妇接种适宜的疫苗不仅可以为母亲提供有效保护，降低疾病母婴传播风险，还能为胎儿和生命初期的婴儿提供被动免疫保护。国内外大量数据证实，孕妇接种适宜种类的疫苗有效且安全。关于备孕期女性接种疫苗的相关科普知识已在第一章介绍。本节主要是针对孕期疫苗接种相关知识进行阐述。

（1）孕期哪些疫苗可以接种？哪些疫苗不能接种呢？

孕期接种疫苗前需要对疾病的风险进行评估，若患病后的不良影响远大于接种的风险，应选择接种疫苗。除了考虑疾病所带来的危险性外，还需重点考虑疫苗的类型。在孕期可安全接种的疫苗类型包括灭活病毒疫苗、类毒素疫苗和免疫球蛋白疫苗，没有证据显示上述类型疫苗会对母儿造成不良影响。但是孕期禁止接种活疫苗或减毒活疫苗，因为此类型疫苗中含有活性病原体，在孕妇体内可能发生二次变异而产生毒力或通过胎盘导致胎儿感染，特别是对免疫功能低下的母亲和处于致畸高敏感时期的胎儿，其致病风险更大。

（2）临床常见疫苗

以下介绍几种目前临床上常见的疫苗，在临床门诊中孕妇会经常咨询问到。

①HPV疫苗：高危型HPV病毒的长期感染是导致宫颈癌的主要原因。罹患宫颈癌会严重影响患者的身心健康及生活质量，也给家庭及社会带来了巨大的经济负担。2006年HPV疫苗首先在美国和加拿大获批上市并推广使用，直至今日，全球130多个国家和地区注册上市HPV疫苗。我国分别于2016、2017、2018年上市获取双价、四价、九价HPV疫苗。作为宫颈癌防治的一级预防策略，接种HPV疫苗的安全性及有效性已得到全球认可。HPV疫苗虽然是非感染性的重组疫苗，不含HPV病毒的DNA，但目前尚无高质量的孕妇人群接种HPV疫苗的研究数据，因此不建议在孕期接种HPV疫苗。部分研究显示，女性在不知道妊娠的情况下接种了HPV疫苗，追踪随访并未发现其影响妊娠结局或胎儿发育。因此，接种HPV疫苗后发现妊娠者，无需因接种疫苗而终止妊娠，只需先停止后续剂次接种，待分娩后再进行剩余剂次的接种。

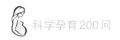

②流感疫苗：孕妇感染流感病毒后的住院、严重疾病和死亡风险较非孕育龄女性更高。孕妇患流感可对胎儿和新生儿产生不良影响，包括新生儿早产、低出生体重、死产和婴儿死亡等。多项研究提示孕期接种流感疫苗，具有良好的免疫原性，既可保护孕妇，降低孕期患流感、发热、子痫前期、胎盘早剥的风险，也可通过胎传抗体保护小于6月龄无法接种流感疫苗的新生儿，使其免于罹患流感。《中国流感疫苗预防接种技术指南（2021—2022）》中建议，孕妇或准备在流感季节妊娠的女性接种流感灭活疫苗是安全的，孕妇可在妊娠任何阶段接种流感灭活疫苗。

③狂犬病疫苗：狂犬病是由狂犬病毒引起的传染病，一旦发病，病死率几乎达100%。接种狂犬病疫苗是预防狂犬病发生的最有效手段。狂犬病疫苗属于灭活病毒疫苗，孕期接种狂犬病疫苗后发生胎儿畸形或不良妊娠的概率与未接种的普通孕妇相比，未见明显差异。孕妇作为特殊群体，无论孕周大小，当自身受到犬、猫等动物攻击并咬伤后，首先要对伤口进行清洗和消毒，而后尽快至医院注射狂犬病疫苗。

④破伤风疫苗：破伤风是由破伤风梭状芽孢杆菌通过伤口侵入人体导致的急性特异性感染。破伤风杆菌在自然界分布较广，存在于灰尘、土壤、人或动物粪便中。破伤风感染是一种极为严重的致病性感染，可导致患者全身骨骼肌持续性强直收缩和阵发性痉挛，严重者可导致喉痉挛、窒息、多器官衰竭，甚至死亡。根据病情需要，孕期可以接种破伤风疫苗。

孕期疫苗接种有很多学问，可在孕期碰到实际情况后，及时到医院就诊咨询相关知识和问题。

▷ **9. 确定妊娠后,到哪里建立孕产妇保健册?**

确定妊娠后的准爸爸、准妈妈在欣喜、激动之余,千万不要忘记建立孕产妇保健册。那么,去哪里建册? 需要带什么证件? 建保健册的目的是什么? 以下将一一说明。

在孕早期确定宫内妊娠后,一般建议在孕 12^{+6} 周前携带夫妻双方身份证(户口本)到户口或居住地的社区卫生服务中心(或乡镇卫生院)的孕产保健科或妇保科建立孕产妇保健手册,并纳入当地孕产期系统保健管理(含非户籍人口)。建册时需要登记孕妇的基本情况,进行体格检查和辅助检查,完善首次妊娠风险评估。建保健册后的产检可享受到国家基本公共卫生项目的福利,可减免部分的检查费用。

这本孕产妇保健册非常重要,将记录整个孕期的重要健康信息和医疗记录,包括孕周、体重、血压、宫高、腹围、胎心率等数据,以及相关辅助检查结果及任何可能的健康问题或并发症。在产检时,产科医生可以通过查阅孕产妇保健册了解孕妇之前的产检情况及高危因素,再根据本次产检的孕周及相关临床症状给孕妇开出本次产检的检查项目。

建立孕产妇保健册,不仅能够帮助孕妇规划自己的孕期生活,享受到当地建册后的福利,更能帮助医生对孕产妇进行分级管理,保障母儿安全。

▷ **10. 孕期产检项目有哪些? 孕期产检的频次是多少?**

孕期规范产检对于保障母亲安全及胎儿健康非常重要。通过正规的产检,可以尽早发现潜在的问题,及时妥善处置,从而获得良好的妊娠结局。每位孕妇从怀孕到分娩,要经历多次产检,就像

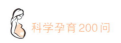

游戏中的升级闯关一样。那么，孕期产检到底包含了哪些检查项目？什么孕周需要进行怎样的孕期检查？孕期一共需要产检几次？

合理的产检次数及产检项目不仅能够保证孕期保健的质量，也可优化医疗资源配置，节省孕妇及家庭的经济费用支出。根据世界卫生组织（WHO）2016年发布的孕期保健指南，结合我国孕期保健现状和产检项目的需要，中华医学会妇产科学分会产科学组于2018发布了《孕前和孕期保健指南》，该指南中推荐产前检查的孕周分别为孕6～13^{+6}周、14～19^{+6}周、20～24周、25～28周、29～32周、33～36周、37～41周，共7～11次。有高危因素者，酌情增加产检次数。表4-3参考《孕前和孕期保健指南（2018）》，为孕前及孕期产检的速查表，包含了常规保健内容、必查项目及备查项目，供大家参考查阅。

表4-3　孕前和孕期保健及检查速查表

孕周	常规保健内容	必查项目	备查项目
孕前保健 （孕前3个月）	1.评估孕前高危因素； 2.血压、体质量与体质指数； 3.妇科检查	1.血常规； 2.尿常规； 3.血型（ABO和Rh血型）； 4.空腹血糖水平； 5.肝功能； 6.肾功能； 7.HBsAg筛查； 8.梅毒血清抗体筛查； 9.HIV筛查； 10.地中海贫血筛查（广东、广西、海南、湖南、湖北、四川、重庆等地）	1.子宫颈细胞学检查； 2.TORCH筛查； 3.子宫颈分泌物检测淋球菌和沙眼衣原体； 4.甲状腺功能筛查； 5.75g OGTT（高危妇女）； 6.血脂检查； 7.妇科超声检查； 8.心电图； 9.胸部X线

续表

孕周	常规保健内容	必查项目	备查项目
第1次检查 (孕6~13⁺⁶周)	1.建立孕期保健手册； 2.确定孕周、推算预产期； 3.评估孕期高危因素； 4.血压、体质量与体质指数； 5.妇科检查； 6.胎心率(孕12周左右)	1.血常规； 2.尿常规； 3.血型(ABO和Rh)； 4.空腹血糖水平； 5.肝功能、肾功能； 6.HBsAg筛查； 7.梅毒血清抗体筛查、HIV筛查； 8.地中海贫血筛查(广东、广西、海南、湖南、湖北、四川、重庆等地)； 9.早孕期超声检查(确定宫内妊娠和孕周)	1.HCV筛查； 2.抗D滴度(Rh血型阴性者)； 3.75g OGTT(高危妇女)； 4.甲状腺功能； 5.血清铁蛋白(血红蛋白<110g/L者)； 6.宫颈细胞学检查(孕前12个月未检查者)； 7.宫颈分泌物检测淋球菌和沙眼衣原体； 8.细菌性阴道病的检测； 9.早孕期非整倍体母体血清学筛查(孕10~13⁺⁶周)； 10.超声检查:NT、核定孕周； 11.绒毛穿刺取样(孕10~13⁺⁶周)； 12.心电图检查
第2次检查 (孕14~19⁺⁶周)	1.分析首次产前检查的结果； 2.血压、体质量； 3.测量宫底高度； 4.胎心率测定	1.血常规； 2.尿常规	1.NIPT(孕12~22⁺⁶周)； 2.孕中期胎儿染色体非整倍体母体血清学筛查(孕15~20周)； 3.羊膜腔穿刺术检查胎儿染色体(孕16~22周)； 4.产科超声检查

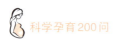

续表

孕周	常规保健内容	必查项目	备查项目
第3次检查 (孕20~24周)	1.血压、体质量; 2.宫底高度; 3.胎心率	1.胎儿系统超声筛查 (孕20~24周); 2.血常规; 3.尿常规	经阴道超声测量宫颈 长度(早产高危者)
第4次检查 (孕25~28周)	1.血压、体质量; 2.宫底高度; 3.胎心率	1.75g OGTT; 2.血常规; 3.尿常规	1.抗D滴度检测(Rh 血型阴性者); 2.子宫颈分泌物检测 胎儿纤连蛋白(fFN) 水平(宫颈长度为 20~30mm者)
第5次检查 (孕29~32周)	1.血压、体质量; 2.宫底高度; 3.胎心率; 4.胎位	1.产科超声检查; 2.血常规; 3.尿常规	无
第6次检查 (孕33~36周)	1.血压、体质量; 2.宫底高度; 3.胎心率; 4.胎位	尿常规	1.B族链球菌(GBS) 筛查(孕35~37周); 2.肝功能、血清胆汁 酸检测; 3.胎心监护(孕32~ 34周以后); 4.心电图复查(高危 孕妇)
第7~11次检查 (孕37~41周)	1.血压、体质量; 2.宫底高度; 3.胎心率; 4.胎位	1.产科超声检查; 2.胎心监护 (每周1次)	子宫颈检查(Bishop 评分)

备注:OGTT代表口服葡萄糖耐量试验;HCV代表丙型肝炎病毒;NT代表颈项透明层厚度;NIPT代表无创产前基因检测;ICP代表孕期肝内胆汁淤积症。

　　上述的产检速查表只适用于单胎妊娠且无妊娠合并症和并发症的孕妇。高龄孕产妇、双胎妊娠或有妊娠并发症及合并症的孕妇，需要根据自身情况酌情增加产检次数。一般在一次产检结束后，医生会告知孕妇下次产检的时间及相关注意事项。期间若有腹痛、阴道流血或流液、胎动异常等症状，则需要及时到医院就诊。

　　随着生育政策的调整，高龄孕产妇占比上升。所谓高龄孕产妇指的是预产期年龄≥35周岁的孕妇。高龄孕产妇在孕前需要加强对自身健康状况的评估，若患有慢性病、传染病、遗传病等基础疾病，需要在孕前到专科门诊就诊，评估是否适宜妊娠。在孕早期保健中需要加强自我监测，如果出现阴道流血、腹痛等症状，及早发现并干预。强调的是，在孕中晚期的产检中，除了《孕前和孕期保健指南（2018）》规定的检查外，还需要重视胎儿畸形的筛查、加强血压和血糖的监测、评估适宜的分娩方式及时机，学会孕期常见并发症的自我监测。

　　孕期规律产检的目的是保障胎儿和孕妇的安全，所以孕期一定要正规产检哦！

▷ 11. 妊娠"五色"管理是什么？

　　细心的准妈妈会发现在孕产妇保健册上有不同颜色的标记，有绿色、黄色、橙色、红色、紫色这五种颜色。这是什么特殊标记，又有什么特别的意义？

　　随着全面三孩政策实施后，高龄高危孕产妇增加，孕产期合并症、并发症风险增高，保障母婴安全的形势较为严峻。为了加强母婴安全保障工作，国家卫生和计划生育委员会办公厅于2017年印发了《孕产妇妊娠风险评估与管理工作规范》，目的是通过对怀孕至产后42天妇女进行妊娠相关风险的筛查、评估分级和管理,及时发现、干预影响妊娠的风险因素,防范不良妊娠结局,保障母婴安全。在首次建立孕产妇保健册时,医生会通过询问孕妇基本情况及既往健康相关情况,结合体格检查及相关实验室或辅助检查,来评定孕产妇的妊娠风险等级。不同的妊娠风险等级需要在不同级别的医疗机构进行管理并产检。根据妊娠疾病的严重程度,风险等级分为五色,分别为绿色(低风险)、黄色(一般风险)、橙色(较高风险)、红色(高风险)、紫色(传染病)。具体意义如下。

①绿色:妊娠风险低。孕妇基本情况良好,未发现妊娠合并症及并发症。

②黄色:妊娠风险一般。孕妇基本情况存在一定危险因素,或患有妊娠合并症、并发症,但病情较轻且稳定。比如:年龄≥35岁或≤18岁;BMI>25kg/m²或<18.5kg/m²;瘢痕子宫(间隔18个月以上);辅助生殖妊娠;双胎妊娠;羊水过多或过少;胎儿宫内生长受限等。

③橙色:妊娠风险较高。孕妇年龄≥40岁或BMI≥28kg/m²,或患有较严重的妊娠合并症、并发症,对母婴安全有一定威胁。比如:瘢痕子宫(距末次子宫手术间隔时间<18个月);三胎及以上妊娠;重度子痫前期;产后抑郁;需药物治疗的糖尿病、甲状腺疾病等。

④红色:妊娠风险高。孕妇患有严重的妊娠合并症、并发症。比如:严重心血管系统疾病;哮喘反复发作或持续状态;糖尿病酮症酸中毒;三胎及以上妊娠伴发心肺功能减退;凶险性前置胎盘、胎盘早剥;红色预警范畴疾病产后尚未稳定等等。

⑤紫色:孕妇患有传染性疾病。紫色标识孕妇可同时伴有其他颜色的风险标识。比如:病毒性肝炎、梅毒、HIV感染及艾滋病、

结核病、重症感染性肺炎、特殊病毒感染(H1N7、寨卡病毒等)。

　　上述五种颜色的风险等级中只是列举了临床常见的一些高危因素,具体内容可以从国家卫健委网站上下载《孕产妇妊娠风险评估表》进行查阅。五色分级是为了使孕产妇在不同等级的医疗机构进行孕产期保健和住院分娩。其中"黄色"的孕产妇应当在二级以上医疗机构接受孕产期保健和住院分娩。"橙色"的孕产妇应当在县级及以上危重孕产妇救治中心接受孕产期保健服务,有条件的原则上应当在三级医疗机构住院分娩。"红色"的孕产妇应当尽快到三级医疗机构接受评估以明确是否适宜继续妊娠。如适宜继续妊娠,应当在县级及以上危重孕产妇救治中心接受孕产期保健服务,在三级医疗机构住院分娩。"紫色"的孕产妇按照传染病防治相关要求进行管理,并落实艾滋病、梅毒、乙肝母婴传播综合干预措施。值得注意的是,妊娠风险评估并非一成不变,需要在整个孕期动态评估及管理。有些孕妇出现高危因素后会"升级",部分孕妇高危因素消除后会"降级"。

　　请准妈妈一定要注意自己的妊娠风险等级,按照风险等级选择合适的产检医院和分娩医院!愿"五色彩虹"守护母婴安全,愿所有准妈妈都有"好孕时光"!

▷ 12. 孕期如何保持良好的心理状态?

　　孕产期是女性一生中的一段特殊时期,除了身体会发生巨大的变化外,孕产妇的心理也会有很多变化。孕产妇良好的心理状态有利于促进胎儿的健康成长,并有利于自身的身体健康。

　　围产期抑郁症是孕期和产褥期常见的并发症之一,包括了产前抑郁症和产后抑郁症。据报道,围产期抑郁症在一般人群中的患病率约13%;在高危人群(如社会处境困难或经济收入低的妇

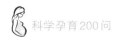

女)中的患病率会更高,达到25%～30%。围产期抑郁症的最大危险因素是既往抑郁症病史。对于一胎妊娠期间有抑郁症病史的女性,怀二胎时一定要特别关注其心理状态。因为围产期抑郁症患病率较高,且可导致孕产妇及胎儿的不良妊娠结局,因此需要足够的重视。改善其带来的不良影响的关键是早期识别和及时治疗。目前可以选择的治疗方案有很多,可分为非药物的心理治疗和药物治疗。对于重度或有严重自伤、自杀倾向的围产期抑郁症患者来说,可以考虑抗抑郁症药物治疗,需要至专科门诊由专业的精神科医师进行具体评估及制订治疗方案。对于轻度或中度的围产期抑郁症可以通过结构化心理治疗等非药物治疗方法进行干预,具体如何进行治疗也需要至专科门诊进行就诊指导。那么,准妈妈在孕期如何去缓解焦虑、抑郁、分娩恐惧等负面情绪呢?以下是一些建议,希望能够帮助准妈妈在孕期保持良好的心理状态。

(1)学会自我调节

①接受自己的情绪:孕期是一个充满变化和挑战的时期,孕妇的情绪变化是正常现象,包括焦虑、恐惧、抑郁等。不要刻意压抑或忽视这些情绪,也不要对此产生压力或自责,而是尝试正视并接受自己的情绪。尽量把注意力放在一些积极的事物上,例如与胎儿的互动、对未来生活的期待等。避免过于纠结负面的事物,如妊娠纹、身材走样等。没有运动禁忌证的孕妇可以通过运动调节自己的情绪,包括冥想、孕产妇瑜伽、游泳等。适度发呆也可以改善情绪,减轻压力,缓解焦虑不安的情绪,还可以加强记忆力、缓解疼痛,提高免疫力。适度发呆是一种自我保护和调适的状态,是很好的精神调节手段。据心理学家研究,每天发呆5分钟,让大脑适度休整,可以将焦虑和抑郁风险降低25%。

②保持健康身体:保持良好的生活作息和健康饮食习惯是孕产期保持身体健康和良好心理状态的关键。睡眠障碍在孕期比较常见,20%～30%的孕妇可能会有睡眠障碍,包括睡眠质量差、夜间睡眠不足、日间嗜睡、失眠等。建议孕妇白天的睡眠时间尽量不超过1小时。在夜间睡眠前1小时减少电子产品的使用、少饮水、保持心情平静、调暗灯光等,营造良好的睡眠氛围有助于保障良好的睡眠品质。在饮食上也需要均衡,食物多样化,避免过度依赖垃圾食物,多吃一些富含维生素B的蔬菜水果,适当吃一些含有多不饱和脂肪酸的坚果或深海鱼等来营养神经。在工作生活之余,可以通过各种途径了解一些妊娠及分娩知识,减少因未知而产生的焦虑及不安。

(2)家庭、社会支持

家庭的支持,特别是丈夫的支持是孕妇保持良好心理状态的重要因素。家人应尽可能提供足够的情感支持和生活帮助。家人们可以和孕妇经常聊聊天、说说笑话,一起听听舒缓的音乐;给孕妇腿部按摩,准备一些惊喜小礼物等,不要用命令的口吻跟孕妇说话,比如"每天瞎想什么,每个人不都是这么过来的吗""每天东想西想,不如把家里打扫一下"等,这些话语可能会使孕妇有更多的负面情绪。除了家庭支持外,准妈妈跟同样有怀孕经验的人交流一下心得,或者找自己的好朋友分享一下自己的经历,吐槽一下生活上遇到的不快乐的事情,可以缓解孤独感和压力。同时也可以培养一下自己的兴趣爱好,比如插花、陶艺、画画等,通过转移自己注意力的方式来缓解焦虑、抑郁情绪。

(3)寻求专业指导

如果说上述的方法都没有办法避免抑郁或者效果不好时,请

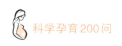

及时到医院就诊。可以到心理咨询门诊或者专业的精神科门诊进行咨询。医生会通过专业的心理量表和丰富的临床经验帮准妈妈排忧解难。很多地方的产检也将孕产妇心理状况的筛查及评估纳入常规的产检项目,通过简单的心理测评量表,如9项患者健康问卷(PHQ-9)、7项广泛性焦虑障碍量表(GAD-7)、爱丁堡产后抑郁量表(EPDS)等来测评准妈妈的心理状态,做到及早发现异常并干预。

愿每位准妈妈都能快乐妊娠,顺利分娩!

▷ **13. 孕期超声检查的重要性**

超声是孕期不可缺少的一项检查,因为其具有无辐射性、安全性及便利性等优点,在临床中被广泛应用。超声就像是产科医生的"眼睛",可以监测胎儿在宫内的发育情况,测量羊水量、脐血流数值、胎盘位置等,帮助医生及时发现异常情况并给予相应处理,保障母儿安全。那么,孕期共需要做几次超声检查呢?哪些孕周的超声检查尽量不要错过?具体检查什么?下面介绍孕期超声检查的相关科普知识。

(1)孕期共需要做几次超声检查呢?

孕期超声检查的次数并没有明确规定,需要根据孕周、孕妇及胎儿的实际情况而定。相对而言,有高危因素的孕妇行超声检查的频率会高一些,无高危因素的孕妇超声检查的间隔时间会久一些。一般临床上建议孕妇每个月做一次超声检查来监测胎儿的发育情况。

(2)哪些孕周的超声检查尽量不要错过?具体检查什么?

孕6周后,医生一般建议行第一次超声检查,可以是腹部超声,也可以是阴道超声,目的是观察是宫内妊娠,还是宫外孕;观察是否有胚芽出现,是否有胎心;观察是否有宫腔积液或其他异常情况。第一次超声检查非常重要,如宫外孕等妊娠位置异常,则需要及时住院处理。若发现有先兆流产的迹象,则可能需要进一步保胎治疗。

在孕11～13^{+6}周,医生会建议孕妇行NT超声检查。NT是指胎儿颈项透明层厚度,一般情况下此阶段的NT值小于2.5mm。如果NT≥2.5mm或NT值超过相应孕周的第95百分位数,则发生胎儿染色体异常、基因异常、结构异常的风险增加,需要进一步至当地的产前诊断中心就诊,建议行介入性产前诊断检查。NT超声检查除了观察NT外,有时可筛查出一些严重的结构畸形,如无脑儿、严重腹壁缺损、肢体残缺等。

在孕15～20周,有条件的医院会给孕妇再次安排超声检查,主要目的是进一步监测胎儿的发育情况,以及检查是否出现超声软指标。什么是超声软指标呢?超声软指标是指超声检查时发现胎儿的正常结构图像的变异,不同于结构畸形。超声软指标的出现与胎儿的染色体异常风险增加有关,但不是说一定就有问题,只是发生染色体非整倍体异常风险增加,特别是出现多个超声软指标异常时,这种风险大大增加。常见的超声软指标包括胎儿心室强光点、鼻骨发育不良、肠管回声增强、肾盂分离、脑室轻度扩张、脉络丛囊肿、单脐动脉等。如果超声提示超声软指标异常,建议进一步至产前诊断门诊就诊咨询。

孕20～24周是行三维或四维超声的最佳时间,此次超声也就是所谓的“大排畸”超声。目前市面上可以做三维或四维超声的医疗机构较多,超声检查水平参差不齐。此孕周是观察胎儿身体结构及排除畸形的最佳时期,建议大家尽量至正规医院或妇幼保健

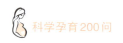

院进行超声排畸检查。若发现羊水过多或过少、胎儿发育异常或胎儿有可疑畸形、孕早期接触过可能导致胎儿先天缺陷的物质、有遗传病家族史或者曾分娩过先天严重缺陷婴儿、年龄超过35周岁的孕妇，建议尽量至当地的产前诊断中心做产前诊断超声检查，这样更能保证超声结果的准确性。

在孕28~32周，医生会再次建议行超声检查，目的在于评估胎位、胎儿大小、羊水量、胎盘情况、脐血流情况、有无脐带绕颈，对胎儿主要结构畸形再一次进行查漏补缺。

在足月或出生前的超声检查，目的在于评估胎儿大小、羊水、脐带、胎盘情况。相关超声结果有助于产科医生判断分娩方式及分娩时机等。

我们需要认识到，虽然孕期超声检查具有诸多优势，但是也有一定的应用范围和局限性。超声检查可以排除严重缺陷畸形，但是不能排除所有的畸形，特别是一些微小畸形，也不能诊断染色体或基因异常，不能诊断宫内感染。同时，超声检查结果受到孕妇腹壁厚度、孕周、胎位、羊水量、胎儿骨骼声影等影响，可能会出现部分位置显影不清晰的情况。值得注意的是，胎儿的生长过程是一个动态变化的过程，胎儿超声检查也是动态的，并不是说"大排畸"超声结果正常，后续就一定不会发生异常。

未来，随着医疗技术的不断进步，孕期超声检查将会有更多的应用前景，为母婴健康事业发挥更大的作用。

▷ 14. 孕期产前筛查的重要性

每位准妈妈都希望生一个健康的宝宝，但实际上并非每个宝宝都能如父母所愿。一个先天畸形或结构异常宝宝的出生，会给宝宝自身及整个家庭带来负担，因此孕期进行相关检查以排除胎儿畸形显得尤为重要。在本书的第三章节详细地讲述了出生缺陷的三级预防，包括了孕前检查、孕期产前筛查及产前诊断、产后的新生儿先天性疾病筛查及诊治，也提到了常见的产前筛查项目。本节将以图的形式更加形象地展示孕期产前筛查的相关内容。

（1）产前筛查、NIPT、NIPT-Plus（扩展型NIPT）筛查

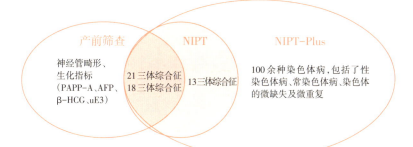

（2）产前筛查、NIPT、NIPT-Plus的适宜人群及不适宜人群

①产前筛查：

适宜人群	不适宜人群
·预产期年龄<35周岁。 ·无不良孕产史。 ·无遗传病家族史。 ·本次妊娠无不良环境接触史、不良用药史等异常情况的单胎孕妇	·孕周>20^{+6}周。 ·有家族遗传性疾病史，或曾分娩过有某些出生缺陷患儿。 ·孕期长期或大剂量接触有毒有害物质。 ·其他相关产检报告提示可能存在胎儿异常

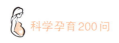

②NIPT、NIPT-Plus：

适宜人群	慎用人群	不适宜人群
·血清学产前筛查临界风险。 ·有介入性产前诊断（如羊膜腔穿刺）的指征，但同时存在羊膜腔穿刺等操作的禁忌证（如先兆流产、发热、有出血倾向、感染未愈等）。 ·错过产前筛查时间，但又在孕26^{+6}周之前	·产前筛查高风险。 ·预产期年龄≥35岁。 ·重度肥胖（体质指数＞40kg/m²）。 ·通过体外受精-胚胎移植方式受孕。 ·有染色体异常胎儿分娩史，但除外夫妇染色体异常的情形。 ·双胎及多胎妊娠。 ·医师认为可能影响结果准确性的其他情况	·孕周＜12周。 ·夫妇一方有明确染色体异常。 ·1年内接受过异体输血、移植手术、异体细胞治疗等。 ·胎儿超声检查提示有结构异常，需行产前诊断。 ·有基因遗传病家族史或提示胎儿罹患基因病高风险。 ·妊娠合并恶性肿瘤。 ·医师认为有明显影响结果准确性的其他情形

（3）产前筛查、NIPT、NIPT-Plus筛查时间

①产前筛查：分为早期血清学筛查和中期血清学筛查，需要抽血2次。

早期血清学筛查时间：孕11～13^{+6}周，NT超声检查完成后的72小时内。

中期血清学筛查时间：孕15～20^{+6}周。

②NIPT、NIPT-Plus：孕12～26^{+6}周（适宜孕周为孕12～22^{+6}周），抽血1次。

（4）产前筛查、NIPT、NIPT-Plus对目标疾病的检出率

①产前筛查：

孕早中期联合血清学产前筛查目标疾病检出率：21三体为60%～90%，18三体为60%～70%，开放性神经管缺陷为85%～90%。

单纯孕中期血清学产前筛查目标疾病检出率：21三体为

60%～70%，18 三体为 60%～70%，开放性神经管缺陷为 85%～90%。

②NIPT 或 NIPT-Plus：NIPT 对于 21 三体、18 三体、13 三体的检出率分别为 99%、97% 和 91% 左右。

温馨提醒，无论是产前筛查，还是 NIPT 或 NIPT-Plus，均仅为筛查，若结果提示高风险，需进一步至产前诊断门诊就诊咨询，建议进一步行介入性产前诊断检查，如羊膜腔穿刺、脐血穿刺进行确诊。愿每位准妈妈在孕期都能"过五关斩六将"，拥有一个"无陷"宝宝。

▷ 15. 孕期口服葡萄糖耐量试验(OGTT)怎么做？

妊娠糖尿病是孕期最常见的合并症之一。这种疾病不仅对母亲的健康构成威胁，还会对胎儿的生长和发育产生负面影响。孕期口服葡萄糖耐量试验(OGTT)是检查人体血糖调节功能的一种方法，也可用来诊断妊娠糖尿病。OGTT 通常在孕 24～28 周进行。那么，怎么正确地进行 OGTT 检查呢？

①检查前：进行 OGTT 前一天，晚餐后禁食 8～10 小时至次日晨（空腹抽血最迟不超过上午 9 时）。试验前连续 3 天正常体力活动、正常饮食，即每天进食碳水化合物不少于 150g。

②检查时：先测定空腹血糖，请在喝糖水前先抽取 1 次静脉血。接着 5 分钟内口服含 75g 葡萄糖（无水葡萄糖粉）的液体 300ml，分别抽取服糖后 1 小时、2 小时的静脉血（从开始饮用葡萄糖水计算时间）。检查期间需静坐、禁食、禁烟。

③检查结果：依次达到或超过 5.1mmol/L、10.0mmol/L、8.5mmol/L 中的任何一项均为异常。

需要注意的是，孕前已确诊患有糖尿病的孕妇不需要在孕期

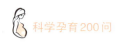

进行OGTT检查。如果孕前没有糖尿病,但孕早期抽血检查发现血糖处于临界高值的孕妇,需先行空腹血糖检测,若空腹血糖值<5.1mmol/L,再进行OGTT检查。

若OGTT结果异常,不必过于紧张,但需要尽早去营养门诊就诊。大部分血糖异常的准妈妈可以通过医生科学合理的饮食、运动指导,将血糖控制在正常范围之内。极少数的准妈妈通过控制饮食及运动后血糖仍偏高,则需要进行胰岛素注射治疗。

▷ **16. 如何预防早产?**

怀孕对于每一位女性来说都充满了欣喜和挑战,但是并不是所有人都能走到终点。每年全球有数以万计的婴儿早产,在我国早产占分娩总数的5%~15%。早产不仅对婴儿的健康产生长期的影响,还会给家庭带来巨大的心理和经济压力。所谓早产是指妊娠满28周但不足37周分娩,可以分为自发性早产和治疗性早产。自发性早产是指自然出现宫缩或者破水导致的早产。治疗性早产是指妊娠合并症或并发症的发生可能导致母儿不良妊娠结局,为了母儿安全采取的提前终止妊娠。哪些人群容易早产? 既然早产对婴儿的影响这么大,那么该如何预防早产呢?

(1)早产的高危因素

有以下几种情况的孕妇需要特别关注早产:①有早产病史或者有晚期流产病史的孕妇,再次妊娠时发生早产的风险比普通孕妇高2.5~6倍。②孕中期超声发现宫颈管缩短,宫颈长度≤25mm的孕妇。③曾有宫颈锥切手术史、环形电切术(LEEP)史、子宫发育异常者。④孕妇的年龄<17岁或者>35岁。⑤两次妊娠的间隔时间过短或过长者。⑥过于消瘦,体质指数<18.5kg/m²,或孕前体重<50kg,孕前及孕期营养状况差。⑦双胎或三胎以上的多胎妊娠。

据数据统计,双胎妊娠的早产率约为50%,三胎的早产率高达90%。⑧采用辅助生殖技术(如试管婴儿)者。⑨胎儿结构或染色体异常,羊水过多或过少者。⑩有妊娠合并症或并发症的孕妇,比如患有妊娠糖尿病、高血压、甲状腺功能异常、急性传染病等。⑪吸烟、嗜酒或吸毒等不良嗜好者。

有上述情况的孕妇在孕期发生早产的风险会增加。但不必过于焦虑,并不是每一位具有高危因素的孕妇都会发生早产,只需在孕期关注身体的不适症状,如出现腹痛、阴道流血或流液等,及时就医。

(2)预防早产的方法

早产的预防需要从孕前开始。避免低龄或高龄妊娠,两次妊娠间隔时间大于6个月;提倡均衡营养,避免过胖或过瘦;戒烟、限酒,保持良好的生活习惯;停止服用可能致畸的药物,每天补充叶酸0.4~0.8mg。自身有基础疾病的孕妇在怀孕之前需要到专科门诊评估病情,等病情稳定再进行妊娠,若病情需要继续服药,尽量选择对胎儿影响较小的药物。曾有不良孕产史的备孕夫妇需要至孕前门诊就诊检查,排除染色体异常、生殖道畸形、妇科疾病等可能,在医生指导下进行备孕。

在孕早期需要进行超声检查,确定胎龄、胎数、妊娠位置等,若双胎妊娠,需要确定绒毛膜性质。孕13周之前至当地卫生院建围产期保健册,完善孕早中期联合筛查,高龄妊娠者需要至当地的产前诊断中心进行产前诊断检查。若孕期出现流产、早产迹象,需要及时至医院就诊,遵医嘱使用药物保胎治疗。对前一次因为宫颈机能不全导致晚期流产或早产者,可在孕12~16周行宫颈环扎术来预防早产。孕期需要注意卫生,勤换衣物,合理补充营养,增加蛋白质及多种维生素的补充,避免体重增加过快,保持良好的生活

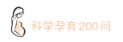

方式。

注意孕前保健，加强孕期产检，及早识别早产的临床迹象，才能最大限度地减少早产的发生，守护母婴的健康与幸福。

▷ 17. 孕期监测血压的重要性

无论是一胎或是二胎，无论是年轻或是高龄，无论高矮胖瘦，每次到医院做产检，血压测量是一项必不可少的检查。有些准妈妈会疑惑"为什么每次产检都需要测量血压"，这是因为孕期血压的变化可能会对母亲和胎儿的健康产生深远影响，测量血压、及时发现异常并处置具有重要意义。目前，妊娠期高血压疾病是导致全世界孕产妇和围产儿死亡的主要原因之一，其发生率为5%～12%，因此孕期的血压管理是保障母儿安全与健康的重要举措。希望准妈妈能了解妊娠期高血压疾病的相关知识，在孕期足够重视自己的血压情况。

（1）妊娠期间的高血压定义

妊娠期间的高血压是指诊室血压值≥140/90mmHg，其中收缩压140～159mmHg和（或）舒张压90～109mmHg为轻度高血压，收缩压≥160mmHg和（或）舒张压≥110mmHg为重度高血压。妊娠期正常高值血压：130～139/80～89mmHg。

（2）妊娠期间的高血压危害

妊娠期间的高血压不仅能影响母亲的身体健康，也能导致流产、早产、死胎等不良妊娠结局。对于孕妇而言，血压升高可导致全身血管的病变。眼底血管病变导致眼底出血、水肿，影响患者视力；脑血管病变致使脑出血，导致局部肢体瘫痪；心脏冠状动脉痉挛引起心肌缺血，甚至心力衰竭；肾脏毛细血管病变患者会出现蛋白尿，进一步影响肾功能等。妊娠期间的高血压还可能影响孕妇的血液系统,导致血小板减少、凝血功能异常等,如果同时伴有转氨酶升高、溶血,则可能发生了HELLP综合征,严重危及母儿安全。

妊娠期间的高血压对胎儿的影响:引起胎盘血液灌注不足,使胎盘功能下降,导致胎儿生长受限,胎儿宫内窘迫,还可导致胎盘早剥,增加流产、早产及死胎风险。

如果孕期出现了妊娠期正常高值血压、白大衣高血压、隐匿性高血压、一过性高血压等这些情况,需要在日常生活及产检中关注自己的血压情况,因为以上人群发展成为子痫前期及子痫的风险增加。流行病学研究发现孕妇年龄超过40周岁、前次妊娠发生妊娠高血压、免疫功能异常、患有慢性肾炎、患有妊娠糖尿病、初次产检时 BMI≥35kg/m²、多胎妊娠等因素也与妊娠期高血压疾病的发生密切相关。

(3)妊娠期高血压疾病的临床表现

轻度血压升高时,大部分孕妇不会有任何不适,只测量时发现血压≥140/90mmHg,可伴有双下肢水肿。当血压持续升高时,孕妇就会出现头晕、头痛、视物模糊、恶心呕吐、胸闷、气促、心悸、乏力等临床表现,严重者可能出现全身抽搐、神志不清、昏迷,甚至孕产妇及胎儿死亡。

(4)孕期自我监测与预防

既然妊娠期高血压疾病的风险这么大,预防措施有哪些?

首先,要学会正确的血压测量方法。测量血压时,使用臂袖式电子血压计,尽量采用坐位,身体放松,双脚着地,若特殊情况可以卧位或者站立位,但测量的手臂位置与心脏水平保持一致。测量过程中保持安静,不要与人交流。测量血压前30分钟应避免喝咖啡、浓茶、酒精等饮品,测量前应至少休息5分钟,排空膀胱,选择适合自己手臂大小的袖带。可以间隔1~2分钟后重复测量,血压值

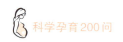

取两次测量的平均值。

在日常生活中,需要适度锻炼,合理安排休息,合理饮食,管理孕期体重。对于低钙摄入人群,每天补钙1g左右。特定的子痫前期高危因素者可以从孕12~16周开始服用小剂量阿司匹林至孕36周左右。这些措施可以有效降低妊娠期高血压疾病的发生。

妊娠期高血压疾病不容忽视,若出现任何不适症状,请立即去医院就诊。

▷ **18. 如何消除艾滋病、梅毒、乙肝母婴传播?**

对于每位准妈妈而言,宝宝的健康成长无疑是头等大事。艾滋病、梅毒、乙肝(以下简称艾梅乙)等传染病都可以通过母婴传播途径感染下一代,更是宝宝生长发育过程中的重大健康隐患。如何消除艾梅乙在孕产期的传播?艾梅乙感染的孕产妇是否能生出健康的宝宝?可通过阅读本节来了解。

(1)消除艾滋病母婴传播

艾滋病,又称为获得性免疫缺陷综合征,是由人类免疫缺陷病毒(HIV)感染所致。艾滋病的传播途径包括了性接触(包括不安全的同性、异性性行为)、血液传播(共用针头、不安全的侵入性医疗操作、文身)、母婴传播(包括宫内感染、分娩时和哺乳时期)。目前世界上没有治愈艾滋病的特效药,但是艾滋病可以预防感染,也可以通过抗病毒药物最大程度地抑制病毒复制,使病毒载量降低至检测下限,提高患者生活质量,减少HIV的传播,预防母婴传播。

①备孕期

为了母婴健康,备孕期的夫妇应接受优生优育检查,尽早明确夫妻双方状况。对于女方HIV阳性、男方HIV阴性的家庭而言,在女性接受正规的抗病毒药物治疗下,并且HIV病毒载量已经控制,可以选择体外受精。对于男方 HIV 阳性、女方 HIV 阴性的家庭而言，可以选择捐赠精子人工受孕，如果不接受捐赠精子，则需要男方进行正规的抗病毒药物治疗，在病毒被持续抑制后，可考虑排卵期自然受孕。这种情况下夫妻间传播 HIV 的概率不高。如果男方 HIV 阳性，在未达到病毒抑制状态下试图自然受孕，建议 HIV 阴性的女性在排卵期无套性行为的先后一个月进行抗病毒药物预防性治疗。

总而言之，HIV 单阳家庭备孕的关键是阳性一方接受正规的抗病毒药物治疗且病毒载量达到持续抑制状态，准确计算排卵期，提高受孕率。

②孕期

对于孕前已接受抗病毒药物治疗的孕妇，根据病毒载量检测结果进行 HIV 病毒抑制效果的评估，如果 HIV 病毒载量小于 50 拷贝/ml，可保持原有方案不变，否则酌情调整抗病毒药物的治疗方案。对于孕期或孕晚期才发现 HIV 感染的孕妇而言，应当立即给予抗病毒药物治疗，具体用药方案需要咨询医生。需要注意的是，在分娩结束后，HIV 感染的产妇需要继续进行抗病毒药物治疗。孕期 HIV 感染的孕产妇需要在用药前和用药过程中进行病毒载量、CD4+T 淋巴细胞计数、血常规、尿常规、肝功能、肾功能、血脂、血糖等检测，在孕晚期再进行 1 次病毒载量检测，在分娩前获得检测结果。

艾滋病感染不作为实施剖宫产的指征。对于孕早、中期已经开始抗病毒治疗、规律服用药物、没有艾滋病临床症状，或孕晚期病毒载量<1000 拷贝/ml，或已经临产的孕产妇，不建议施行剖宫产，避免紧急剖宫产。产前检查和分娩过程中尽量避免可能增加母婴传播危险的损伤性操作，包括会阴侧切、人工破膜、宫内胎儿

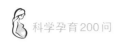

头皮监测、使用胎头吸引器或产钳助产等。应严密观察并积极处理产程。尽可能减少新生儿接触母亲血液、羊水及分泌物的时间和机会。

③哺乳期

母乳喂养具有传播HIV的风险。医务人员会根据艾滋病感染孕产妇及其家人对婴儿喂养的知识和技能、可接受性、可负担性、可持续性、获得专业指导的可及性等条件进行综合评估,给予科学的喂养指导,保障婴儿健康饮食和营养充足。如选择人工喂养,应根据医务人员的指导正确冲配奶粉和清洁消毒器具。如选择母乳喂养,则喂养期间母亲应坚持服用抗病毒药物,根据医务人员的指导采取正确的母乳喂养和乳房护理;如果出现乳头皲裂、乳腺炎和乳腺脓肿时,不可母乳喂养;母乳喂养时间不超过产后6个月。

艾滋病感染孕产妇所生新生儿需要进行母婴传播风险评估,从而确定婴儿预防治疗方案,抗病毒药物可由定点医疗机构免费提供。对所生婴儿,于出生后48小时内、6周和3个月时分别采集血标本进行HIV核酸检测,以确定婴儿是否感染,并根据检测结果确定后续随访方案。

(2)消除梅毒母婴传播

梅毒是由梅毒螺旋体感染引起的一种慢性全身传染性疾病,可通过性接触、血液及母婴传播,与艾滋病传播途径相似。梅毒患者感染的早期会出现硬下疳、硬化性淋巴结炎、全身皮肤黏膜损害,晚期可表现为永久性皮肤黏膜损害,并可侵犯心血管、神经系统等。妊娠合并梅毒不仅会影响感染的孕妇,同时也会影响腹中胎儿。如孕期未正规治疗梅毒,则可导致胎儿流产、早产、死胎、死产、低出生体重和先天梅毒等。若在孕期及时诊断和正规治疗梅毒,99%的孕妇可分娩健康婴儿。

①备孕期

所有夫妇在备孕前进行梅毒筛查,感染者建议治愈后再考虑妊娠。治疗期间,若夫妻双方有性生活,建议采用避孕套等屏障工具进行避孕。

②孕期

对所有孕妇在孕早期首次产检时进行梅毒筛查,包括非梅毒螺旋体试验和梅毒螺旋体试验。孕产妇一旦发现梅毒感染,即刻开始治疗,首选药物为苄星青霉素,240万单位,分两侧臀部肌内注射,每周1次,连续3次为1个疗程。若青霉素过敏者,首先要探究过敏的原因,必要时重做青霉素皮试。对青霉素过敏者,首选口服或静滴青霉素脱敏后再用青霉素治疗。脱敏无效时,可采用头孢曲松治疗;若头孢曲松也过敏,可采用红霉素口服治疗。治疗结束后应定期随访。每月进行1次非梅毒螺旋体血清学试验定量检测,若3~6个月内非梅毒螺旋体血清学试验滴度未下降2个稀释度,或滴度上升4倍(2个稀释度),或检测结果由阴转阳,应当立即再给予1个疗程的治疗。妊娠合并梅毒属于紫色妊娠风险等级,需要进行高危专案管理。在孕24~26^{+6}周行"大排畸"超声时必须关注胎儿先天梅毒征象(如胎儿有无肝脾肿大、胃肠道梗阻、腹水、胎儿水肿、生长受限),或胎盘增大变厚等改变。如果发现上述超声征象,可能提示胎儿预后不良。许多孕妇在孕期治疗失败,这可能跟再次感染有关,因此性伴侣也必须同时进行梅毒筛查,若为阳性,也需要进行正规治疗。极个别孕妇临产时才发现梅毒感染,应立即启动并完成1个疗程的治疗。

③哺乳期

在分娩前已接受梅毒规范治疗并对治疗反应良好的产妇,在排除胎儿感染,母亲乳头和乳房没有破溃的情况下,可以母乳喂

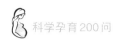

养。梅毒规范治疗包括以下三点内容:使用青霉素治疗;按照治疗方案要求全程、足量治疗;治疗应在分娩前1个月完成。对梅毒感染产妇所生新生儿,立即给予预防性治疗,进行梅毒相关检测,根据结果制订下一步随访方案。

(3)消除乙肝母婴传播

乙肝是由乙型肝炎病毒感染导致的一种传染性疾病,我国育龄期妇女患病率为5%~6%。乙肝病毒的传播途径包括母婴垂直传播和血液传播。乙肝病毒感染会造成妊娠并发症或合并症(如肝功能异常、凝血功能异常、子痫前期等)的发生概率上升,同时也会增加胎儿流产、早产、死胎和新生儿死亡等风险。母婴垂直传播近几年来有所下降,但仍是我国乙肝病毒传播的主要方式,新生儿或婴幼儿感染乙肝病毒后,超过80%将成为慢性乙肝患者。因此,阻断乙肝母婴传播是我国控制慢性乙肝的关键所在。

①备孕期

与艾滋病、梅毒一样,建议备孕期夫妇进行优生优育乙肝三系的检查,明确是否患病。对于乙肝病毒表面抗原(HBsAg)阳性的女性,建议进一步行乙肝DNA、肝功能和肝胆超声检查,评估是否处于乙肝活动期。慢性乙肝妇女在妊娠前,最好至感染科或肝病门诊评估其肝功能和全身状况,明确是否存在肝纤维化或肝硬化。肝功能正常的慢性乙肝妇女可正常妊娠;肝功能异常者,需要通过休息或抗病毒治疗,待肝功能恢复正常后再考虑妊娠。对于患有慢性乙肝的备孕妇女,首选抗病毒药物替诺福韦酯进行治疗。

②孕期

妊娠合并乙肝妇女需要在孕期定期复查肝功能。肝功能异常者需要及时至专科门诊就诊咨询,并定期监测肝功能情况,除了注意休息、清淡饮食外,必要时需要使用护肝药物、抗病毒药物等。

若孕中晚期发现孕妇乙肝DNA≥$2×10^5$IU/ml，建议与其充分沟通，在知情同意的基础上，于孕28周开始抗病毒治疗；对于乙肝DNA≥$2×10^9$IU/ml的孕妇，可于孕24周开始抗病毒治疗。若不能进行乙肝DNA的检测或无检测结果，可依据乙肝病毒e抗原（HBeAg）阳性结果于孕28周开始抗病毒治疗。孕期推荐的抗病毒药物仍为替诺福韦。若孕妇存在肾病或严重骨质疏松，可应用替比夫定进行抗乙肝病毒治疗。剖宫产并不能降低母婴传播率，因此在2020年的《乙型肝炎病毒母婴传播预防临床指南》中指出，不推荐以预防乙肝母婴传播为目的而选择剖宫产术。

③哺乳期

以预防母婴传播为目的的孕期抗病毒药物治疗，建议分娩当日停药，同时产妇于产后每隔2～3个月复查肝功能，直至产后半年，观察产后立即停药是否引起肝功能异常。对于所有HBsAg阳性的孕产妇所生新生儿，于出生后6小时内尽早注射乙肝免疫球蛋白及首剂乙肝疫苗，并按规定完成乙肝疫苗全程接种，随访阻断效果。

消除母婴传播是预防和减少儿童新发艾滋病、梅毒、乙肝的重要战略措施。联合国在2030年可持续发展议程中提出要"消除艾滋病、结核病、疟疾等疾病"，我国政府也向全世界承诺消除艾梅乙母婴传播，并于2001年将预防艾梅乙母婴传播工作纳入了国家重大公共卫生服务项目，为广大孕产妇提供艾梅乙的免费筛查项目，同时免费为感染孕产妇及所生儿童提供预防母婴传播综合干预服务。消除艾梅乙母婴传播，关乎千万家庭的幸福，关乎社会和谐与文明进步，让我们一起行动，科学孕育健康未来。

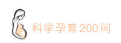

▷ **19. 胎盘位置偏低是怎么回事?**

正常的胎盘应该附着于子宫的前壁、后壁、侧壁或者宫底(子宫最上方)。当胎盘位置距离宫颈较近时,称为低置胎盘或前置胎盘。如果孕妇有过多次流产、宫腔操作、产褥感染、既往前置胎盘、既往剖宫产术、多胎、多产、高龄、吸烟、摄入可卡因、辅助生殖等情况,则发生低置胎盘或前置胎盘的概率会上升。通过这个章节,我们可了解一下胎盘位置偏低的相关科普知识。

(1)定义

低置胎盘是指附着于子宫下段,边缘距子宫颈内口<20mm的胎盘,也包括边缘性前置胎盘。前置胎盘是指完全或部分覆盖子宫颈内口的胎盘,根据胎盘边缘和宫颈内口的关系可以分为完全性前置胎盘和部分性前置胎盘。

(2)胎盘位置偏低会有哪些临床表现呢?

最常见的症状就是孕晚期或临产后的无痛性阴道流血,常无诱因。完全性或部分性前置胎盘孕妇往往在孕32周前发生阴道流血,可反复发生,量逐渐增多,也可能一次就大量出血。低置胎盘孕妇多在孕36周以后发生阴道流血,出血量较少或中等。当然也有部分孕妇在整个孕期都无临床表现。胎盘位置偏低还需要考虑到另一个比较严重的并发症——是否同时存在胎盘植入,需通过胎盘磁共振(MRI)帮助诊断。

(3)胎盘位置低会对孕妇及胎儿产生什么不良影响呢?

对孕妇而言,反复阴道流血可导致贫血,也容易引起生殖道感染;若出血量较大,可导致失血性休克,严重者甚至危及孕妇生命。对胎儿而言,反复阴道流血容易增加宫内感染机会,导致流产、早产、死胎等。胎盘位置低也可能影响胎先露部下降和衔接入盆,需要剖宫产终止妊娠。

（4）胎盘位置偏低的注意事项

及时发现胎盘位置低，并采取预防及干预措施是降低妊娠不良结局的关键所在，因此定期产检非常重要。如果胎盘位置低且没有阴道流血等症状，平时注意尽量不要剧烈活动，避免做增加腹压的运动。当出现无痛性阴道流血时，及时到医院就诊，尽早明确胎盘位置及植入情况，医生会结合孕周及母胎情况做出相应处理。低置胎盘或前置胎盘重在预防，在非孕期需要减少非计划妊娠，采取积极有效的避孕措施，避免多次刮宫、引产等对子宫内膜造成的损伤；注意个人卫生，避免生殖道感染；保持良好的生活作息，备孕期间应戒烟、戒毒，避免被动吸烟等。

▷　20. 胎儿生活的奇妙世界

准爸爸、准妈妈是否好奇胎儿在子宫内是怎样的？让我们来了解一下。

（1）横空出世、初具人型

孕4周末可以辨认出宝宝的胎盘与体蒂。

孕6周末羊水就是宝宝的海洋，虽然其外形不完全，但仍可以悠闲地在羊水里游泳。

孕8周末胚胎已初具人形，能分辨出眼、耳、鼻、口、手指及足趾，各器官正在分化发育，B超可以看到心脏搏动。

（2）活动筋骨、操练武功

孕12周末胎儿身长约9cm，体重14g，相当于1个李子的重量。不要小看这个"李子"，宝宝的四肢已经可以活动了，但是这种轻微的活动准妈妈是感觉不到的。孕中期，宝宝更加灵活，能自由移动胳膊，弯曲手指和脚趾。孕20周，准妈妈可以感觉到宝宝的活动了，二胎妈妈

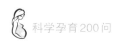

一般会更早一些。孕晚期,随着宝宝的逐渐成熟,活动范围更大,更加有力量,会常常翻身,乱踢一通,力气大的会把妈妈的肚皮顶起。

脐带是宝宝在妈妈肚子里唯一的"玩具",胎儿可能会围着脐带转圈,或者抓着脐带把玩,这样容易产生脐带绕颈、绕脚及其他身体部位的危险,甚至会导致脐带打结。孕晚期,准妈妈要注意胎动情况,胎动过多或过少都要及时到医院就诊。

(3)眼观六路、耳听八方

孕4个月时,胎儿对光线已经十分敏感了,24周末会长出眉毛与睫毛。准妈妈可以在向阳的卧室露出肚皮晒太阳,让宝宝感受光感,建议晒太阳的时间是早上九点到十点和下午四点到五点,这个时间的紫外线不强。切不可进行强光照射来刺激肚皮,这样可能影响胎儿睡眠质量和规律。

胎儿的听力通常在孕中期逐渐形成,由于胎儿受到羊水和妈妈腹壁的保护,寻常的噪声一般不会对胎儿听力发育造成影响。一般情况下孕妇日常交流或者抚摸胎儿,胎儿可以感知而产生反应。这个时候妈妈可以多放一些优美的音乐试着与宝宝交流。

(4)打嗝操、练呼吸

孕晚期,准妈妈有的时候会觉得肚子一跳一跳的,特别有规律,像心跳但却比心跳慢,与日常胎动的感觉也不同,这可能是胎儿在打嗝。胎儿会在肚子里不断地吞食羊水,出现打嗝的现象,用来锻炼肺部的呼吸,为出生后的自主呼吸做准备。

(5)吞咽与小便

孕11~14周,胎儿肾脏已具有功能。孕14周胎儿膀胱内已有尿液,所以胎儿在妈妈肚子里也会小便。当然,小便只能排到羊水里,然后再被自己吞下去。

孕4个月时宝宝的胃肠功能基本建立,胎儿可以不断地吞咽羊水,使羊水的量达到一种动态平衡,同时还能吸收羊水中的水分、氨基酸、葡萄糖及其他可溶性营养物质。

(6)各种各样的小动作

吸吮手指是胎儿的一种本能,胎儿在20周左右时,可以很熟练地吸吮自己的手指。这不仅为出生后的第一餐做好了准备,而且帮助宝宝发现身体上有趣的东西,如皮肤的感觉和拇指的大小。

有专家发现,胎儿打哈欠的频率约每小时6次,且胎儿越小频率越高。尽管打哈欠的原因还不太清楚,但研究人员认为,由于打哈欠会带动下颚运动,有助于胎儿大脑的发育。

▷ 21. 羊水少了怎么办?

孕晚期,羊水量少于300ml,称为羊水过少,发生率为0.5%~5.5%。羊水减少主要与羊水产生减少或吸收、外漏增加有关。常见原因包括胎儿泌尿道畸形、胎盘功能不良、胎膜早破、母体因素(孕妇脱水,血容量不足,血浆渗透压增高,服用某些药物等)。在孕期受条件限制,可能无法准确测量羊水量,只能通过超声来估算。超声诊断羊水过少的标准为孕晚期羊水最大深度(AFV)≤2cm或羊水指数(AFI)≤5cm。

羊水过少会增加胎儿宫内缺氧、窘迫及死胎的风险,是胎儿在宫内发生危险的重要信号,同时也会增加孕妇剖宫产和引产的概率。

如果发现羊水过少,准妈妈该怎么做来增加羊水量呢?如果羊水过少合并胎儿畸形,需要至当地产前诊断门诊就诊,检查胎儿染色体及基因情况。医生会考虑夫妇生育意愿,决定是否终止妊娠。如果羊水过少但胎儿正常,且已成熟、足月,可以考虑适时终止妊娠。如果是母体血容量不足引起的羊水过少,建议多饮水,可以起到一定作用。对于血液高凝状态的准妈妈,可以皮下注射低

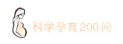
分子量肝素,使血液不那么容易凝固,改善胎盘的血液循环,利于羊水的形成。

准妈妈如果出现羊水过少,请不要慌张,及时到医院就诊,监护胎儿宫内情况,医生会根据母儿情况采取相应措施。

▷ 22. 羊水多了怎么办?

孕期也存在羊水过多的可能。孕期,羊水量超过2000ml,称为羊水过多。超声诊断羊水过多的标准为孕晚期羊水最大深度(AFV)≥8cm或羊水指数(AFI)≥24cm。

如果羊水缓慢增加,往往症状轻微,称为慢性羊水过多;若羊水在数日内迅速增加,压迫症状严重,称为急性羊水过多。羊水过多会增加子宫张力,增加胎膜早破、早产、胎盘剥离的风险。过多的羊水还会增加胎儿在子宫里面的活动范围,增加胎位异常的风险。羊水严重过多,可能会引起孕妇严重不适、呼吸困难等。

有的孕妇会因为羊水多而故意少喝水,甚至不喝水,这样是不对的。孕妇的子宫里有一套高级的羊水循环系统来调节羊水量,胎儿尿液的生成、肺泡的分泌、羊水的重吸收、宝宝的吞咽等这一系列的生命活动保持羊水量的动态平衡。因此不能用少喝水的方式减少羊水量。

约三分之一羊水过多原因不明,但多数重度羊水过多可能与胎儿畸形及妊娠合并症有关。如果发现羊水多了,要逐一排除以下病因:①排除母体合并症,如糖尿病,母儿血型不合等。如果是妊娠糖尿病引起的,需要营养干预或必要时胰岛素调节;如果有母儿血型不合,必要时需宫内输血。②进行遗传咨询和产前诊断,利用超声评估胎儿是否结构畸形、胎盘脐带是否正常;孕妇需要进行介入性产前诊断,排除胎儿有无染色体异常、基因异常等遗传因

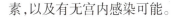

素,以及有无宫内感染可能。

　　孕期定期产检监测胎儿发育及羊水变化情况,如果出现羊水增多,不要大意,请及时到医院就诊。

▷ 23. 脐带绕颈了,胎儿会缺氧吗?

　　脐带围绕胎儿颈部、四肢或躯干,称为脐带缠绕。脐带绕颈是脐带缠绕的一种形式,约占90%,以绕颈一周者居多。脐带绕颈的发生可能与脐带过长、胎儿过小、羊水过多及胎动过频等有关。准妈妈总是担心脐带绕颈会对胎儿产生不良影响,导致胎儿宫内缺氧,或者分娩时影响胎先露的下降。脐带绕颈是否产生不良影响与脐带缠绕的松紧度、缠绕周数及脐带长短有关。

　　那脐带绕颈怎么治疗呢? 脐带绕颈是不以准妈妈或医生的意志为转移的。准妈妈需要靠数胎动了解胎儿的宫内情况,如果胎动次数过少或者过多,都需要去医院进行检查。

　　准妈妈们不必过于焦虑,脐带绕颈一周约占分娩总数的20%,是一种产科常见现象。一般情况下,只要胎动正常,定期产检无其他异常,是可以正常阴道分娩的。相反,如果脐带较短,绕颈的圈数过多而且很紧,胎动或产检指标有异常,那么就要听听医生的建议,必要时选择剖宫产。

▷ 24. 孕期怎么数胎动?

　　胎儿在子宫内可以做出各种活动,包括吞咽、呼吸、排尿、排便等生理需求活动,也包括躯干、四肢、头颈、面部的活动。胎动是胎儿在子宫内冲击子宫壁的活动,是孕妇的一种主观感觉。数胎动是帮助孕妇了解胎儿宫内状态最方便有效的方式。若胎动有规律、有节奏,胎动次数在正常范围内,特别是在孕晚期,则表示胎盘

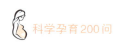

功能良好,输送给胎儿的氧气充足,胎儿可在子宫内生长发育健全。若胎动频率减少或幅度减弱,则提示胎儿宫内缺氧可能。

那么,如何正确数胎动呢?有一个简单的方法,每天早、中、晚各选择一小时的时间来数胎动,将三次胎动次数相加之后再乘以4,得到的就是12小时的胎动次数。计数胎动时,准妈妈最好采取侧卧位或半坐位,身体放松,将双手自然地放在腹壁上。计算胎动要算连续动作,宝宝踢了一下就停下了,可计为胎动1次,如果同时动了好几下才停下,也只能计为1次。目前手机上有很多数胎动的APP,准妈妈可以下载后帮忙一起计数。每天早、中、晚各一次。一般情况下,每小时胎动5次以上或连续2小时胎动10次以上。自觉胎动减少,请及时就诊。缺氧初期可表现为胎动频繁,如胎动次数增加或减少至平时的1/3以上,也应重视。胎动明显减少或胎动过多都属于胎动异常,需要立即到医院就诊。

胎动异常是胎儿宫内缺氧或胎儿宫内窘迫的信号,准妈妈千万不要错过宝宝给自己发送的求救信号哦!

▷ 25. 胎心监护怎么做?很重要吗?

胎心监护是连续观察并记录胎心率的动态变化,可以评估胎儿宫内安危情况的一种检查方式。2018年发布的《孕前和孕期保健指南》中建议将电子胎心监护作为孕32~34周低危孕妇的备查项目。对于低风险的孕妇,大多数医院在孕32~34周开始做胎心监护。对于有高危因素的孕妇做胎心监护的孕周需要提前,如妊娠期高血压疾病、不良孕产史、羊水过少、脐血流异常、胎动减少等高危孕妇,胎心监护可提前至孕30周甚至更早(孕28周)。有的高危孕妇每周2次监护甚至每天监护,目的是能尽早发现胎儿宫内缺氧,及时采取相应处理。因此胎心监护是孕期一项非常重要的检查。

正常情况下,健康胎儿的醒睡周期为20～40分钟,因此每次胎心监护的时间是20分钟左右,如果在此过程中发现了异常,就会延长胎心监护的时间,或者再复查一次。如果医生在第一次胎心监护检查后,建议再次复查胎心监护时,不要过于焦虑。胎心异常的原因可能有两方面:第一种是正常生理情况,可能是由于孕妇没吃饱、有点累、能量不足、情绪紧张、体温异常,或者宝宝正处于睡眠周期,这时候吃点东西,走动一下,再次复查,一般能顺利通过。第二种则是异常情况,胎心监护多次复查仍提示基线较平,或者甚至出现减速,这说明极有可能存在胎儿宫内缺氧、胎儿窘迫情况,这时医生会结合孕周、胎儿情况等进行全面评估并给出相应的建议,以保障母婴平安。

分娩那些事

十月怀胎，一朝分娩，终于等到这一天，准妈妈有几许兴奋，相信更多的是担心。本章节讲述有关住院分娩相关的内容，为大家答疑解惑，减轻各位准妈妈准爸爸的顾虑，让分娩更加轻松。

▷ **1. 住院分娩前，要准备哪些物品？**

必须携带的证件是孕妇身份证，同时请带上孕产妇保健册，包括孕期各类检查报告。

注意事项

身份证须随时携带，住院时提供真实有效的身份证，住院登记的孕产妇信息必须与身份证一致，以免给报销、办理《出生医学证明》等带来不便。

物品准备包括妈妈用品和宝宝用品。

（1）妈妈用品

【洗的】日常洗漱用品，包括两个脸盆、软毛牙刷或漱口水、洗脸毛巾、牙膏、刷牙杯、梳子等。

【穿的】棉布睡衣两套、软底防滑鞋、纯棉内裤3条、前开扣外衣、棉袜2双等。

【用的】产褥垫(一大包,一般10块)、一次性中单2包、产妇专用卫生巾2包、腹带、吸管、衣架、纸巾、便盆等。

(2)宝宝用品

【穿的】婴儿帽,纯棉的衣服3套。

【吃的】婴幼儿专用软头勺子,提倡母乳喂养,无需携带奶瓶、奶粉等物品。

【洗的】小盆2个、小方巾2块、纸尿裤1包、湿巾1包。

▷ 2. 住院了,宝宝的名字要不要先起好?

在分娩后,请尽早取好新生宝宝的姓名,出院前办理《出生医学证明》时必须提供婴儿姓名,由新生儿母亲申领。《出生医学证明》是证明新生儿出生状态、血亲关系以及申报出生登记的法定医学证明。婴儿姓名应当使用规范汉字,符合公序良俗,可以随父姓或母姓;婴儿姓名一经电脑确认即为户籍姓名,信息不能更改。新生儿首次申领《出生医学证明》有其他情况,除按规定提供材料外,还应根据情况提供其他补充材料,详情咨询签发机构。

▷ 3. 孕38周肚子痛,要生了,是不是早产?

到了孕晚期,很多孕妈还会焦虑一件事情:胎宝宝会不会早产? 又会不会过了预产期还不生产? 今天,就给大家普及一下怎样算孕产期。

我们整个孕期是280天左右,普通的方法是通过准妈妈末次月经时间来推算,月份减3或者加9,日期加7,对月经周期正常的孕妇可以这样算。但是有一些人月经周期不规律,比如多囊卵巢综合征的孕妇,月经周期长的可能半年或一年才来一次;或者月经周

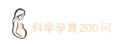

期正常,但是某个月排卵推迟了,也可能造成孕周大小与停经月份不符合的现象。这时医生会根据孕早期的超声结果推算受孕的时间,从而核对和纠正预产期。不要认为预产期一定是孩子出生的那一天,临床大量数据显示,100个孩子里面,只有5个孩子准确地在预产期这天分娩。在预产期前或后一到两周分娩都是可以的。不要对预产期过度期盼,因为它只是评估胎儿胎龄的基本日子。

那什么是早产?怎样才算足月产?怎样又算过期产呢?

早产:指妊娠满28周至不足37周(196～258天)期间分娩,此时娩出的新生儿称为早产儿。早产儿各器官发育尚不够健全,出生孕周越小,体重越轻,预后越差。我国早产的发生率约5%～15%。随着科技的飞速发展,早产儿的治疗及监护手段不断进步,其生存率明显提高、伤残率下降。

足月产:指妊娠满37周至不满42周(259～293天)期间分娩,此时娩出的新生儿称为足月儿。

过期产:指平时月经周期规则,妊娠达到或超过42周(≥294天)后才分娩。过期产的发生率占妊娠总数的3%～15%。近年来,由于对妊娠超过41周孕妇的积极处理,过期妊娠的发生率明显下降。

▷ 4. 医生,胎儿入盆了吗?

这个问题是孕晚期准妈妈非常关心的,在临床产科门诊中经常会被问到。入盆是指胎头沿着骨盆轴逐渐下降并进入骨盆腔。当胎儿的双顶径进入骨盆入口平面,颅骨的最低点接近或达到坐骨棘水平,称为衔接。胎头呈半俯屈状态进入骨盆入口,以枕额径衔接。由于枕额径大于骨盆入口前后径,胎头矢状缝多在骨盆入口斜径上。部分初产妇在预产期前1～2周内衔接,经产妇多在临产后才衔接。所以,在孕晚期做产前检查的时候,医生会采用"四步触诊法"检查子宫大小、胎产式、胎先露、胎方位,以及检查胎头是否入盆。我们先来了解一下什么是"四步触诊法"。

第1步手法:医生把两手放在孕妈的子宫底部,了解子宫外形并测得宫底高度,估计胎儿大小与孕周数是否相符。然后以两手指腹相对轻推,判断宫底的胎儿部分。胎头硬而圆且有浮球感,胎臀软而宽且形状不规则。

第2步手法:医生左右手分别放在孕妈腹部的左右侧,一手固定,另一只手轻轻深按检查。如果触及的部分平坦饱满,为胎背部分;如是变形的高低不平部分,那就是胎儿的肢体部分,有时能感到胎儿的肢体活动。

第3步手法:医生右手拇指与其余4指分开,放在孕妈的耻骨联合上方,并握住胎先露部,进一步查清是胎头或胎臀,左右推动以确定是否衔接。若胎先露部仍浮动,表示尚未入盆。若已衔接,则胎先露部不能推动。

第4步手法:医生用左右手分别放在胎先露部的两侧,向骨盆入口向下深按,再次核对胎先露部的诊断是否正确,并确定胎先露部入盆的程度。

说到这里,你就明白为什么产检的时候医生用手摸你的肚子了!

▷ 5. 什么是先兆临产? 怎样知道自己是不是要生了? ──

先兆临产就是产妇出现了一系列临产的症状,比如见红、阴道分泌物增多、尿频、不规律的宫缩以及胎儿下降感等不舒服,是分娩即将开始的征象。

假临产:分娩发动前子宫出现不规律收缩,持续时间短,间歇

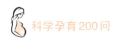
时间长且不规则,强度不大。常在夜间出现而清晨的时候消失,不伴有宫颈管短缩、宫口扩张。一般在临产前2~3周内开始。准妈妈不要紧张,要充分休息,合理进食。

胎儿下降感:由于胎先露部下降、入盆衔接使宫底降低,孕妇往往会感到上腹部较前舒适,呼吸轻快,进食增多。下降的先露部可压迫膀胱,孕妇常有尿频症状。

见红:接近分娩时,部分产妇会有血性分泌物排出。因宫颈内口附近的胎膜与该处的子宫壁分离,毛细血管破裂而少量出血,与宫颈管内的黏液相混合后呈淡血性黏液排出,称见红。见红一般在临产前24~48小时内出现,是分娩即将开始比较可靠的征象。

注意事项

有些出血并不是"见红"。

孕晚期或临产时,由于子宫下段逐渐伸展,子宫颈管消失,子宫颈口扩张,而附着于子宫下段或子宫颈口的胎盘不能相应地伸展,前置部分的胎盘从胎盘附着的地方剥离,使血管破裂而引起出血。这种情况不是分娩的前兆,应注意区别,要高度重视并及时就医。

▷ 6. 孕晚期出现哪些情况需要到医院?

孕晚期如果出现以下情况,请及时到分娩医院的产科急诊就诊。
①阴道流血、流液,腹痛或腰酸,或者宫缩频繁。
②胎动减少或增多。
③出现胸闷、心悸、头晕、眼花、视物模糊等情况。
④其他自己觉得不舒服的情况。

▷ 7. 阴道流液就是"羊水破了"吗?"羊水破了"是什么感觉(症状)?

"羊水破了"是破膜的俗称(全称为胎膜破裂),是指羊膜破裂、羊水流出的现象。正常情况下破膜发生于第一产程宫口近开全或开全时。随着宫缩持续增强,当羊膜腔内压力增加到一定程度时,胎膜自然破裂,羊水流出。有时破膜会发生于临产之前,称为胎膜早破。按孕周不同,可将胎膜早破分为足月胎膜早破(妊娠满 37 周)和未足月胎膜早破(妊娠未满 37 周)。

"羊水破了"时,准妈妈会突然感到一股较多的液体自阴道流出,然后出现少量、间断的阴道流水。在站立、咳嗽、打喷嚏时会有明显的流水。跟尿液不一样,"羊水破了"是无法控制的。孕晚期阴道分泌物增加,有时候也表现阴道少量流液,不一定是"羊水破了"。分泌物往往有糊状、鼻涕状等表现,时多时少。伴有阴道炎症时分泌物增多,可有外阴瘙痒、白带黄色等表现。

▷ 8. "羊水破了"怎么办?

一旦发生"羊水破了",准妈妈及家人不要过于慌张,为了安全起见,应立即让准妈妈躺下,采取平卧位或侧卧位。准妈妈应垫上一片干净的卫生巾,注意保持外阴的清洁,不可以再沐浴。只要发生破膜,不管产妇是否到预产期,有没有子宫收缩,都必须立即赶往医院就诊。建议在去医院的途中,同时注意以下几点。

①严密监测胎动情况。

②可以在车子的后排采取平卧位或侧卧位,或者拨打120,由救护车送至医院。

③要避免一切引起腹压增高的因素,比如腹部重物压迫等。

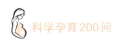

▷ 9. "羊水破了",羊水会流光吗?

羊水在孕晚期主要是胎儿的尿液排泄,母亲、胎儿和羊膜腔之间有动态的吸收、排出过程,羊水保持动态平衡。所以通常情况下,羊水不至于完全流尽。如果是足月后胎膜早破的话,羊水流出去一部分以后,胎儿的头部会压住宫颈,也会减少羊水的外流。所以各位准妈妈不必过分担心羊水流尽,但要注意,一旦发生"羊水破了",请务必马上躺平,及时到产科急诊就诊。

▷ 10. "羊水破了"这么麻烦,那怎么预防呢?

定期产检。无特殊情况下,一般单胎妊娠孕28周以内,每一个月检查一次;孕28~36周,每两周检查一次;孕36周以后,每周检查一次。如果有高危因素,请听从产检医生的安排。有些孕妇合并有宫颈机能不全,可在孕12~16周行宫颈环扎术。如有异常情况,需随时去医院就诊。

注意个人卫生,积极预防和治疗生殖道感染。孕期的生理特点容易导致霉菌性阴道炎和其他妇科炎症的发生。因此要注意孕期卫生,如果有分泌物较多、外阴瘙痒等不舒服,或有白带异味等现象,请及时到医院就诊,做必要的检查及治疗。

孕期准妈妈要保持愉悦的心情,消除紧张情绪,以避免早产的发生。保持饮食平衡,保证充足的维生素C、维生素D、钙、铜及锌等营养素的摄入,保持胎膜的韧度。

孕期性生活应注意,特别是怀孕最后3个月应禁止性生活,以免刺激子宫造成胎膜早破。另外,还要防止腹部外伤和受到冲击,避免突然腹压增加。

▷ **11. 如何区分真假宫缩?**

（1）假宫缩是什么感觉呢?

在孕中晚期,孕妇偶尔会出现腹部发紧发硬、痛感,持续时间不会很长。与真宫缩相比,假宫缩的收缩频率不规律,强度也较弱,收缩间隔会自行拉长,直至消失。大部分假宫缩出现在腹部下方,孕妇从无痛到轻微的不舒服（比较像受到压力作用,而不是痛）,如果改变姿势、走动、躺下休息,就会有明显改善。

（2）真宫缩是什么感觉呢?

子宫在收缩的时候就会变硬,孕妇的肚子就会发紧,同时会伴有来月经或者疼痛的感觉。刚开始的宫缩就像一个小坡,能非常轻松地到达。这一时期有的孕妇会感觉到腰腹部轻微的阵痛,或者像来月经时的小腹疼痛。随着时间的推移,宫缩逐渐像爬小山丘,有一点点的坡度,持续一点时间,慢慢缓解下坡。这一时期孕妇的疼痛感会稍微变强烈,但一般尚能忍受。后来逐渐变得规律,强度不断增加,每次宫缩的疼痛感越来越强,持续时间也越来越长,间隔的时间也越来越短。真宫缩不管是深呼吸还是变换姿势都不能缓解。通过子宫肌肉不断收缩,宫颈逐渐变软,慢慢地宫口开了,开全了。宝宝会借助宫缩的力量旋转下降以及出生。所以,真宫缩是推动分娩的重要动力。

临床上医生通过孕妇用手掌摸自己的肚子后的感觉来判断真宫缩、假宫缩或者没有宫缩,可用三种状态来表示:①感觉肚子像嘴唇（嘴唇是软的）这种硬度的话,就是没有宫缩;②感觉肚子像额头（额头是很硬的）这种硬度的话,就是真的宫缩;③感觉肚子像鼻尖的软骨（中等偏软）这种硬度的话,通常就是生理性宫缩,即假宫缩（假宫缩是介于额头和嘴唇之间的这个硬度）。

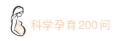

注意事项

当孕妇搞不清真、假宫缩时,请到医院让产科医生评估是否真有宫缩。另外,不管哪种宫缩,一旦出现破膜或者见红的症状,也一定要及时就医。

▷ **12. 自然分娩要多久,产程到底是什么样的过程?**

分娩全过程即总产程,指从规律宫缩开始至胎儿、胎盘娩出的全过程,临床上分为多个产程。

(1)第一产程

第一产程是漫长的前奏,又称宫颈扩张期,指从规律宫缩开始到宫口开全,一般情况下,初产妇需11~12小时,经产妇需6~8小时。第一产程又分为潜伏期和活跃期:①潜伏期为宫口扩张的缓慢阶段,初产妇一般不超过20小时,经产妇不超过14小时。②活跃期为宫口扩张的加速阶段,宫口开至6cm可视为进入活跃期,直至宫口开全(10cm)。此期宫口扩张速度每小时应不小于0.5cm。

产妇的身体变化:子宫颈开始慢慢变软,子宫口缓缓张开。子宫开始自动收缩,并不断加大子宫内的压力,挤压子宫口,使子宫颈张大,以便胎儿慢慢地通过子宫颈,滑出子宫口,进入产道。一般初孕妇宫口开大至2cm或以上时,进入产房待产;经产妇会早一点到产房待产。随着宫口的开大,腹部阵痛的时间越来越长,间歇越来越短。为保证体力充沛,产妇应少量多次进食,吃高热量易消化食物,摄入足够水分,每隔2~4小时排尿一次。这个过程比较缓慢,时间的长短因人而异,准妈妈一定要有信心,不要着急,可以选择适合的分娩镇痛方式,以减轻痛苦。

（2）第二产程

第二产程又称胎儿娩出期,指从宫口开全至胎儿娩出,一般情况下,初产妇需1～2小时,经产妇通常数分钟即可完成,也有长达1小时者。没有采用硬膜外麻醉的,初产妇最长不应超过3小时,经产妇不应超过2小时;采用硬膜外麻醉镇痛的,可在此基础上延长1小时,即初产妇最长不应超过4小时,经产妇不应超过3小时。

产妇的身体变化:随着宫口的开全,羊膜破裂,羊水、血液和黏液会不自主流出,胎头慢慢地往下降,产妇会有不由自主想用力的感觉。此时,助产士会指导产妇在宫缩时如何正确向下屏气用力,并在宫缩间歇时抓紧休息,要听从助产士的指挥,吸气、憋气、用力(类似解便的动作),反复进行。正确的生产动作:双腿蹬在产床上,双手握住床把。宫缩时先深吸气,然后屏住气,像排便一样向下用力,屏住的时间尽可能长,紧接着呼气,然后重复2～3次。胎头即将娩出时,应按助产士的要求张口哈气,以减轻腹压,防止产道裂伤。这是一个非常关键的时期,用力是否恰当直接关系到宝宝是否能够顺利娩出,准妈妈一定要积极配合助产士!

（3）第三产程

第三产程又称胎盘娩出期,指从胎儿娩出到胎盘娩出。一般约5～15分钟,不超过30分钟。

产妇的身体变化:当胎儿娩出5～10分钟,产妇会感到轻微的阵痛,并且感觉到子宫的位置向上移,这时胎盘从子宫中剥离出来。助产士会给宝宝进行检查,量体重、测身长、头围等。

（4）"第四产程"

产后在产房观察约2小时,现在这段时间被很多人称为"第四产程"。多数并发症在此期发生,所以需在产房严密观察,如一切正常,2小时后才能送到病房。在这个时期,产妇需要彻底放松自

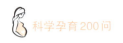

己,吃一些容易消化的食物;和宝宝进行早期目光交流、肢体接触,并给宝贝哺乳,即早开奶。

注意事项

不要大声喊叫:高声喊叫只会浪费体力,还会扰乱呼吸,影响分娩节奏,如果实在需要通过出声来缓解心理压力和阵痛,放低音量会更合适一些。

尽可能放松自己:阵痛会让身体肌肉紧绷,分娩时双腿也容易紧绷。这样容易浪费力气,不当的肌肉收缩还会把胎儿的头重新挤回宫内。在阵痛的间隔期内,尽可能放松自己,放松心情。

均匀呼吸:分娩时由于紧张,会不自觉地屏住呼吸,但屏住呼吸会加剧痛感和不安,甚至造成头晕,影响胎儿,所以有规律、有节奏的呼吸不但可以缓解疼痛,还能帮助分娩。

▷ **13. 怎么样能生得快一点?**

决定分娩的因素有哪些?决定分娩的四大因素:产力、产道、胎儿及社会心理因素。各因素正常并相互适应,胎儿经阴道顺利自然娩出,为正常分娩。任何一个地方出现异常,都会导致难产,从而出现我们经常听到的"顺转剖"。

(1)产力

将胎儿及其附属物从子宫内逼出的力量称为产力,包括子宫收缩力(就是我们平常说的宫缩)、腹壁肌及膈肌收缩力(就是我们平常说的腹压)和肛提肌收缩力。宫缩是进入产程后的主要产力,腹压是第二产程胎儿娩出的重要辅助力量,肛提肌收缩力是协助胎儿内旋转及胎头仰伸所必需的力量。分娩过程一般经历8～10小时,产妇体力消耗大,不饮水或不进食会导致脱水、酸中毒等情况,影响胎儿的安危,所以产妇产程中的饮食要注意。食物要富营养、易消化、清淡,如牛奶、面条、馄饨、鸡汤等。避免大喊大叫,尽量保存体力,跟产房的助产士配合,好好地使用腹压,这些都非常关键。

（2）产道

产道是胎儿从妈妈的子宫生出来的通道,包括骨产道和软产道,指骨盆腔以下硬的和软的组织。骨盆三个平面的大小与形状、子宫下段形成、宫颈管消失与宫口扩张、会阴体伸展等直接影响胎儿通过产道。骨盆倾斜度过大会影响胎儿衔接,改变体位可以改变骨盆倾斜度,有利于胎头入盆。

（3）胎儿

胎儿的大小、胎位及有没有畸形都是影响分娩及决定分娩难易程度的重要因素。目前临床上主要通过超声检查并结合测量宫高来估计胎儿体重。一般估计的胎儿体重与实际出生体重相差在10%以内,即视为评估较准确。分娩时,即使骨盆大小正常,但如果胎儿过大致胎头径线过长,都可造成头盆不称,导致难产。胎头径线主要有4条:双顶径、枕额径、枕下前囟径和枕颏径。双顶径可用于判断胎儿大小。胎儿一般以枕额径衔接,以枕下前囟径通过产道。一般情况下,胎头是胎体的最大部分,也是胎儿通过产道最困难的部分。所以应该从分娩前就尽早准备。最关键的是,做好孕期营养和体重管理,维持合适的运动量,如散步、专业指导下的孕妇瑜伽、适当快走等都是比较好的选择。保持适宜的孕期体重增长,从而控制合适的胎儿体重,避免发生巨大儿,降低发生难产及产伤的风险。

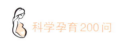

（4）社会心理因素

分娩虽属生理过程,但对产妇确实可产生心理上的应激。产妇的社会心理因素可引起机体产生一系列变化,从而影响产力,因此社会心理因素也是决定分娩的重要因素之一。对分娩疼痛的恐惧和紧张可导致宫缩乏力、宫口扩张缓慢、胎头下降受阻、产程延长,甚至可导致胎儿窘迫、产后出血等。所以建议孕妇在生孩子前充分了解分娩的过程,熟悉产房的环境,知晓分娩阵痛的程度,提前做好心理准备。另外,在分娩过程中,导乐人员给予产妇心理支持,耐心讲解分娩的生理过程,尽量消除产妇的焦虑和恐惧心理,使产妇掌握分娩时必要的呼吸和躯体放松技术,从而缩短产程。

▷ **14. 自然分娩有哪些好处呢?**

自然分娩的好处多多,主要是针对母亲和婴儿的。

（1）对母亲的好处

①自然分娩是人类繁衍后代的正常生理过程。剖宫产会给孕妇带来创伤。剖宫产需要切开腹壁皮肤、皮下脂肪组织、筋膜、肌肉、腹膜及子宫,进入子宫腔方可取出胎儿。手术后腹壁和子宫均留有瘢痕。瘢痕子宫再次妊娠时易造成子宫破裂、瘢痕妊娠等。自然分娩不破坏机体的生理结构,能避免剖宫产的诸多并发症和后遗症。

②分娩阵痛使子宫下段变薄,上段变厚,宫口扩张。自然分娩产后子宫收缩力更强,有利于恶露的排出,也有利于子宫复原。自然分娩产妇产后即可下床活动,有利于各种器官的恢复。临床证实,阴道分娩产后感染、大出血等并发症较少,产妇产后体力恢复很快,有较多的精力照顾新生宝宝。

③自然分娩的产妇母乳喂养的成功率高。剖宫产产妇要术后

6小时后方可进食;自然分娩产妇在产时产后均可进食,使新生儿更早地吸吮到乳汁,且吸吮过程可以反射性引起子宫收缩,减少阴道流血量。

④自然分娩后产妇恢复快,产后1年左右可考虑再次妊娠。剖宫产术后建议过18个月后再次妊娠,有较长的妊娠间隔要求。而且,剖宫产术后再次妊娠时,如准备阴道分娩,需专业的产科医生评估后方可试产。

⑤自然分娩住院时间短,费用少。

(2)对婴儿的好处

①子宫的收缩及产道的挤压作用,可将宝宝呼吸道内的羊水和黏液排挤出来;宫缩能使胎儿肺脏得到锻炼,让表面活性物质增加,肺泡易于扩张;同时刺激胎儿呼吸中枢,有利于胎儿娩出后呼吸循环的建立,减少了新生儿窒息及新生儿吸入性肺炎的发生率。

②自然分娩是胎儿在产道内的分娩过程,是接受母亲最早的"抚触",大量温和的刺激通过头皮和皮肤传到中枢神经,产生积极的生理效应。胎儿在产道内受到触、味、痛觉及本位感的锻炼,促进大脑及前庭功能发育,对今后运动及性格均有好处;经过参与一系列适应性转动,其皮肤末梢神经的敏感性增强,为日后身心协调发育打下良好的基础,能有效减少小儿多动症的发生率。

③在阴道自然分娩过程中,胎儿有一种类似于"获能"的过程。自然分娩的婴儿通过产程的刺激,能从母体获得一种免疫球蛋白IgG,出生后机体抵抗力和抗感染力增强,不容易患传染性疾病。

④自然分娩后的婴儿能在第一时间吸到妈妈的奶,产妇与婴儿能更早进行相互交流、眼神传递、肌肤接触,给予智力上的第一启发,有助于提高宝宝的情商与智商。

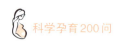

▷ 15. 生孩子到底有多痛？

"生孩子为12级的疼痛，就相当于十几根肋骨折断的疼痛"……相信不少准妈妈从网络等地方获取过这些信息，从而对阴道分娩有恐惧感。虽然相对来说，生孩子的疼痛比较重，但是疼痛感在不同的孕妇之间并不完全相同。至今在医学上，产痛在世界范围内还没有一个确切的，或者说放之四海而皆准的定义。在实际分娩过程中，产痛的程度以及持续时间受到很多因素的影响，与个人对疼痛的敏感性和耐受性有关，也与产程进展速度有关。初产妇的疼痛感一般比经产妇更强烈。在刚临产时，疼痛持续的时间比较短，一般在10~20秒；间隔的时间比较长，一般在5~10分钟；疼痛的程度比较轻微，大部分产妇都可以耐受。随着产程进展，疼痛的强度增加，持续时间延长，间隔时间缩短，这个时候疼痛的程度可能会达到6~7级，很多产妇不能耐受这种疼痛，不过比较剧烈的疼痛持续时间很短，当子宫口开全，胎儿娩出以后，疼痛就会迅速缓解。大多数妈妈把生孩子看作自己生命中的一个生理极限和一个最强有力的挑战，所以说，世界上母爱是最伟大的！

▷ 16. 如何减轻分娩过程中的疼痛？

分娩会给产妇带来巨大的疼痛，分娩疼痛会使产妇更加紧张，影响子宫收缩，造成胎儿缺氧，还会导致产妇心理创伤，甚至产后抑郁。如何使产妇安全、轻松、愉快地分娩？专家支招：导乐分娩、非药物性镇痛分娩（呼吸减痛法、自由体位分娩、按摩、热敷、穴位刺激镇痛及导乐仪镇痛）和药物镇痛分娩等。

产前准妈妈可以通过学习一些缓解疼痛的方法，建立起自然分娩的信心，从而缩短产程，减轻痛苦。

▷ **17. 什么是导乐分娩?**

　　"导乐"是希腊语"Doula"的音译,原意为"女性照顾女性"。在产妇分娩的全过程中,由一位富有爱心、态度和蔼、善解人意、精通妇产科知识的女性始终陪伴在产妇身边,这位陪伴女性即为"导乐"。"导乐"在整个产程中给产妇以持续的心理、生理及感情上的支持,并采用适宜技术,帮助产妇渡过生产难关。

　　导乐分娩(Doula delivery)亦称舒适分娩。导乐分娩开始于1996年的美国,最初是让产妇听着音乐生孩子,让产妇放松心情,减轻生产的疼痛。国外医学界惯常将有过生育经历、富有奉献精神和接生经验的女性称为"导乐",专门指导产妇进行顺利的自然分娩。

　　国内的导乐陪伴大多由医护队伍中工作经验丰富,富有爱心、耐心和责任心的医护人员实施,尤其是以助产士陪伴为多。一般自产妇宫口开2.5cm起至分娩产后2小时(在分娩室期间),以产妇为中心,"一对一"地陪伴在产妇的身边,在整个分娩过程中给产妇以心理上的安慰、情感上的支持、生理上的帮助、生活上的护理,帮助和鼓励产妇建立起自然分娩的信心,促进产程的进展,使产妇全身放松、产力充足,能正确屏气用力,全力配合分娩,使整个自然分娩过程更短、更健康、更安全、更舒适,并将产妇的情况及时告知家属以减轻其焦虑。

　　导乐分娩过程中还可以让家属参与陪伴。产妇在分娩期间由丈夫或其他家属陪伴和安慰,可在一定程度上消除产妇恐惧心理并满足其情感需求。研究表明,导乐分娩可使产程缩短,减轻疼痛,减少麻醉药物和缩宫素的使用。

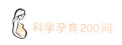

▷ 18. 什么是拉玛泽呼吸减痛法？

　　拉玛泽呼吸减痛法源于 1952 年，由法国产科医生拉玛泽创立，经过半个世纪的应用，被证实是一种安全有效的减痛分娩法。依据巴甫洛夫的制约原理，在孕 7 月通过产妇对神经肌肉控制、呼吸技巧训练，有效地让产妇在分娩时将注意力集中在对自己的呼吸控制上，从而转移疼痛，适度放松肌肉，减轻疼痛、不适，达到加快产程的目的。据日本学者的研究报道：应用该呼吸方法可以使初产妇的总产程由 15～16 小时，减少到 7.5 小时左右。

　　（1）拉玛泽呼吸减痛法的好处

　　①减少对分娩的陌生及恐惧，更有信心迎接分娩。

　　②分娩时，利用呼吸技巧，主动放松身体其他部位的肌肉。

　　③降低因宫缩引起的产痛及其他不适，保存体力。

　　（2）拉玛泽自然分娩呼吸技巧

　　①廓清式呼吸：全身放松。慢慢用鼻子深吸一口气至肚子，再缓缓用嘴巴呼出，像吹蜡烛一样，全身放松。

　　②胸式呼吸：完全放松，眼睛注视一点。由鼻孔深深吸一口气（心里数 1，2，3，4），嘴巴吐气（心里数 1，2，3，4），腹部保持放松，每天练习 5 次。（在产程中，随着子宫收缩就开始吸气、吐气，反复进行，直到阵痛停止才恢复正常呼吸）

　　③嘻嘻轻浅呼吸法：眼睛注视同一点，用嘴吸入一小口空气，保持轻浅呼吸，让吸气及吐出的气量相等，完全用嘴呼吸，保持呼吸高位在喉咙，就像发出"嘻嘻"的声音。特点是吸气和呼气时间由长到短，再由短到长。每天练习 5 次。

　　④浅的呼吸法：将空气排出后，深吸一口气，接着快速做 4～6 次短呼气，感觉就像在吹气球，比嘻嘻轻浅呼吸法还要更浅，也可

以根据子宫收缩的程度调节速度,每天练习5次。

⑤闭气用力运动:大口吸气后用力憋气。(孕期不建议练习)

⑥哈气运动:像喘息式的急促呼吸。(孕期不建议练习)

⑦吹蜡烛运动:在阵痛开始时,先深呼吸一口气,接着短而有力地哈气;可以浅吐4次,接着一口气吐出所有的气,以吹蜡烛方式快速呼吸。(孕期不建议练习)

▷ **19. 什么是自由体位分娩? 一定要躺着生孩子吗?** ────

自由体位是指产妇在产程中自由选择感觉舒适的体位(卧、坐、趴、跪、蹲、站、走等姿势),采取符合生理并能缓解疼痛(不适)的体位,使全身放松、情绪稳定。

采取自由体位可以促进胎先露下降和胎头入盆。产程中采取立、坐、蹲等纵位姿势,使胎儿纵轴与产轴一致,胎先露下降顺利,可缩短产程,减少骨盆倾斜度,有利于胎头入盆和分娩机转顺利完成。

仰卧位:在国内多数产妇取仰卧位。在产科史上,仰卧位并不是主要体位。方便产科处理(如器械助产)及新生儿处理,适合医务人员的需要。

侧卧位:当胎儿枕后位时有助于转向枕横位。适用于产妇疲劳、第一产程及第二产程潜伏期。方法:侧卧,放松,面向胎枕侧,胎背指向床面,下面的腿自然伸直,上面的腿略弯曲大于90°。

对侧侧俯卧位:有助于胎头枕后位转向枕前位、枕横位转向枕前位。适用于第一产程及第二产程潜伏期。方法:侧俯卧,放松,如右枕后向左侧俯卧,下面的腿自然伸直,上面的腿略弯曲大于90°或放在产床腿架上。

前倾位(站、跪、坐):有助于胎头高直后位、枕后位或枕横位转向枕前位。适用于第一产程、第二产程及接产体位。

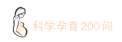

站位：产妇身体前倾，趴在陪伴者、产床、分娩球或扶手上，同时摇摆骨盆。

坐位：产妇坐稳，两腿分开，身体前倾，膝关节低于髋关节，双臂放在大腿上或椅子靠背上。

跪位：产妇跪在床上或有瑜伽垫的地板上，身体前倾靠在床头、分娩球或其他支撑物上。

手膝位：有助于胎头高直后位、枕后位或枕横位转向枕前位。适用于第一产程、第二产程及接产体位。方法：产妇跪下身体向前趴，双膝、双手掌或双拳支撑身体，注意负重，保护双膝、双手，使用软垫或护膝。

开放式膝胸卧位：有助于胎头高直后位、枕后位或枕横位转向枕前位。适用于临产前衔接、第一产程及第二产程。方法：产妇双膝、双肘弯曲分开，跪在软垫上。胸部紧贴垫子，臀部自然抬高，大腿与躯干夹角大于90°。注意负重，保护双膝、双手。使用软垫或护膝。

不对称式：适用于胎头枕后位或枕横位、不均位或其他胎位异常时，第一产程及第二产程都可应用。方法：产妇采用支撑物，身体侧向支撑物。一只脚踏在支撑物上，另一只脚支持身体，脚、膝及身体呈90°。宫缩时抬高一侧腿节律性摆动、复位再摆动。

采取自由体位分娩时，一定要有经验丰富的助产士在场，由助产士根据产妇的实际情况和自身的专业经验进行评估，协助采取合适的分娩姿势，并给予正确的指导，让产妇更舒适，疼痛明显减轻，从而更好地用力，更轻松地迎接新生命的到来。

注意事项

并不是每一位准妈妈都适合自由体位分娩。

有以下情况时不能选择自由体位：头盆关系有异常情况的；有产前并发症的，如胎膜早破、胎位不正、产前感染、异常出血等情况；有妊娠合并症的，如高血压、心脏病等。所以是否能选择自由体位分娩，与准妈妈的自身情况息息相关！

▷ 20. 导乐分娩镇痛仪是什么样的？

导乐分娩镇痛仪（简称导乐仪）是一种非药物镇痛技术，无创伤，效果确切，安全可靠，有效解决产妇恐惧、紧张、疼痛，减少产后出血，促进自然分娩，有益于母婴健康。使用时间：产妇从宫口开大 3cm 到宫口开全。现在的导乐分娩指医护人员和导乐人员为产妇提供专业化、人性化的服务，并使用非药物、无创伤的低频神经和肌肉刺激仪（即导乐分娩镇痛仪），阻断来自子宫底、子宫体和产道的痛感神经传导通路，达到持续、显著的分娩镇痛效果，让产妇在舒适、无痛苦、母婴安全的状态下顺利自然分娩。

▷ 21. 什么是无痛分娩？

我们平常说的无痛分娩是指硬膜外自控镇痛分娩法，是一种药物镇痛方法，是目前国内外麻醉界公认的镇痛效果最可靠、使用最广泛、最可行的镇痛方法，镇痛有效率达 95% 以上，副作用小。当产妇宫口开到 2.5cm 及以上时，由富有经验的麻醉医师从产妇的腰椎椎管内注射麻醉药物，使产妇的骨盆腔、子宫和产道的肌肉放松，减少产痛。硬膜外自控镇痛分娩法有以下优点。

①镇痛效果好，明显减轻疼痛，从而避免了因疼痛引起的烦躁不安、疲惫乏力等。

②产妇清醒，可进食进水，保证体力，减少消耗。

③在分娩过程中因某种原因转变分娩方式（剖宫产）者可缩短麻醉准备时间。

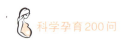

④对胎儿和新生儿无影响。

⑤不影响产妇宫缩和产程,疼痛缓解后,产妇在医师的指导下用力,有利于宫口开放,因而加速了产程。

▷ **22. 孕38周可以打催生针吗?**

孕晚期选择适合的分娩方式是准妈妈必须面对的一步。是否可以阴道分娩,产科医生会根据既往病史,结合每一次产检的情况,全面评估孕妇和胎儿的整体情况,给予合理的建议。若无异常情况,建议首选自然分娩,谨慎选择剖宫产。另外,什么时候可以催生,要不要催生,建议听从医生的意见,医生会根据病情选择分娩方式及分娩时机,不可盲目地坚持自己的选择。

(1)需要采用催引产的情况

①延期妊娠(妊娠已达41周仍未临产者)或过期妊娠。

②母体疾病,如严重的糖尿病、高血压、肾病等。

③"羊水破了",但还没有临产。

④出现可疑胎儿窘迫、胎盘功能不良等。

⑤死胎或者胎儿严重畸形,需要终止妊娠。

⑥需要终止妊娠的其他原因等。

(2)哪些情况不能催引产?

①部分特殊情况的子宫手术史,主要是指古典式剖宫产术,未知子宫切口的剖宫产术,穿透子宫内膜的肌瘤剔除术,有子宫破裂修补史等。

②完全性前置胎盘、帆状胎盘伴有前置血管。

③经医生评估存在明显头盆不称者。

④胎位异常(如横位、臀位),经医生评估后不能经阴道分娩者。

⑤对引产药物过敏者。

⑥经医生评估不能选择阴道分娩的其他情况。

▷ **23. 自然分娩太痛了，可以要求剖宫产吗？**

　　剖宫产手术是孕妇在分娩的过程中，由于孕妇或胎儿的原因，无法使婴儿顺利地自然降生而由医生采取开刀手术取出胎儿的一种方法。适用于孕妇不能经阴道分娩，或阴道分娩危及孕妇或胎儿的安全时。施行剖宫产手术的前提：孕妇不能自然分娩，或者因孕妇或者胎儿宫内情况紧急不允许孕妇自然分娩。

　　剖宫产是不能顺产的补救措施，它是一种解决难产和部分高危妊娠分娩的有效手段。临床上对剖宫产有着严格的规定，符合剖宫产手术指征才可以考虑采取手术终止妊娠。应该指出的是，剖宫产只能是一种应急措施，它对解决难产、保全胎儿和孕妇的生命是有效的，其安全性也只是相对而言，对孕妇产后的身体健康，有一定的弊端。因此，对剖宫产手术的选择，无论是医生还是孕妇及其家属，都必须慎重，不可随意。

　　那么，哪些情况需要剖宫产呢？当出现以下三方面因素时，产科医生会建议考虑剖宫产手术分娩。

　　①胎儿因素：如果宝宝为巨大儿（体重估计4000g以上）或者多胎妊娠；出现胎儿宫内窘迫，胎心异常或羊水污染；胎位异常，如横位、臀位等。

　　②母亲因素：孕妈骨盆狭窄、软产道畸形、瘢痕子宫、头盆不称等不能阴道分娩；或者患有严重的高血压、子痫发作、心脏病、其他严重妊娠合并症和并发症，不能耐受阴道分娩等。

　　③胎盘因素：常见的有前置胎盘、胎盘早剥、帆状胎盘伴有血管前置等。

　　除上述情况外也可能出现其他急需剖宫产来帮助产妇生产的情况，产科医生会根据当时的母儿情况做出判断及建议。

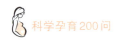

▷ 24. 阴道分娩也要挨一刀吗?

很多准妈妈特别关心：自己选择阴道分娩，会不会也要挨一刀？对此，助产士或者产科接产医生在接生时会根据具体情况进行评估，大部分产妇不需要做会阴切开术。如果出现以下情况，助产士会采取会阴切开术，帮助宝宝顺利分娩。

（1）会阴切开术指征

会阴过紧或胎儿过大，阴道口相对过小，胎头未娩出，会阴已出现裂伤，或估计分娩时会阴撕裂不可避免，为避免复杂会阴、阴道裂伤；因产妇或胎儿需要缩短第二产程，如并发胎儿窘迫等；行臀位助产或者有肩难产风险等情况。

（2）选择什么样的切口呢？

在准备接生时，助产士或者产科接产医生会根据孕妈的产力、会阴条件、估测胎儿体重等多方面进行全面评估，选择采用以下两种手术方式中的一种：会阴侧切术，由阴道口后联合中点开始向左侧斜45°（对于宫缩孕妇，屏气时约60°）切开会阴，切开阴道黏膜、黏膜下组织、球海绵体肌耻尾肌束等，切开长度一般为4~5cm；正中切开，在会阴后联合正中部向下做会阴切开约2cm。

▷ 25. 宝宝刚出生一直在哭，会不会是饿啦?

刚出生的宝宝需要自己呼吸，哭对肺扩张有利。宝宝刚出生需要适应温度、湿度、光线、声音及重力的变化，这时给宝宝吸吮，让宝宝有在宫腔吞咽羊水的熟悉感，可以有效安慰宝宝情绪。一般来说，宝宝刚出生胃里充满羊水，是不会饿的，无需过分担心。如果宝宝哭闹厉害的，请及时与护士和儿科医生沟通，医护人员会查找原因并及时处理。总之，妈妈和宝宝相互适应需要时间，我们得慢慢来。

第六章

母乳喂养好

母乳被公认为所有婴儿的最佳食物，没有之一，那母乳喂养到底有哪些好处呢？每一位新手妈妈在开始建立母乳喂养的时候，会面临数种哺乳姿势，哪种方式更好呢？母乳喂养已被证实可以促进母婴健康，增进母亲与孩子的感情，且妈妈们都想让自己的宝宝汲取最天然的营养，那么对于母乳喂养，大家了解多少呢？希望本章的阐述能够帮助了解母乳喂养。

▷ **1. 国际公认的婴幼儿喂养策略是什么？**

世界卫生组织、联合国儿童基金会等多个国际组织建议：出生后立即皮肤接触；纯母乳喂养至6个月；6个月后在合理添加辅食的基础上，继续母乳喂养至2岁及以上。

（1）出生后立即皮肤接触

出生后即刻开始不间断的皮肤接触，给新生儿提供尽早吸吮乳房的机会。当新生儿有吃奶征象时，要立刻进行母乳喂养。分娩后24小时内频繁的吸吮（8～12次以上）可以促进母亲乳汁早分泌，使新生儿尽早吃到初乳；同时，吸吮的过程可以帮助新生儿胃肠道正常菌群的建立。

（2）纯母乳喂养至6个月

母乳是0～6个月婴儿的最佳营养来源。纯母乳喂养指的是只

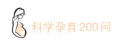

吃母乳,不添加水和其他任何食物,但可以使用药物和维生素 D 等营养补充剂。6 个月内,婴儿可以从母乳中获取所需的全部水分,给婴儿喂哺其他饮料或水,会减少母乳的摄入。

(3)6 个月开始合理添加辅食,继续母乳喂养至 2 岁及以上

婴儿满 6 个月(180 天),应及时添加泥糊状食物,首先是含铁丰富的泥糊状食物,由一种到多种,由少量到多量,由细到粗,注意稠度。添加辅食期间要注意观察孩子体重的增长。

6 个月后母乳仍能满足婴儿大部分需要,应继续母乳喂养至 24 个月及以上。

▷ 2. 促进母乳喂养成功的有效措施有哪些?

早接触、早吸吮、早开奶,树立母乳喂养信心,按需哺乳,识别和回应婴儿的饥饿饱足信号,掌握母乳喂养技巧,24 小时母婴同室,不给婴儿母乳以外的食物或饮料,知道使用奶瓶和奶嘴的风险,获得家庭和社会的支持。

▷ 3. 母乳喂养有哪些好处?

(1)对儿童的好处

母乳营养丰富,是 6 个月内婴儿生长发育的最佳食物;是婴儿的第一剂"疫苗",可减少婴儿患感冒、腹泻、肺炎等疾病的风险;促进婴幼儿的脑发育,提高儿童的智商水平;降低成年后肥胖、糖尿病和心脑血管等慢性病的发生。

(2)对母亲的好处

减少母亲产后出血;减少母亲罹患乳腺癌、卵巢癌的风险;帮助母亲尽快恢复体型;增进亲子关系,促进母婴依恋的形成。

（3）对家庭和社会的好处

方便经济，减少家庭开支；卫生安全，减少污染机会；降低母乳代用品的质量安全风险。

（4）母乳较配方奶含更多优质成分

配方奶成分：矿物质、维生素、脂肪、碳水化合物、蛋白质、水。

母乳的有益成分：抗体、促进生长发育的激素、免疫活性物质（抗病毒、抗过敏、抗寄生虫等物质）、细胞因子、抗炎因子、生长因子、酶、矿物质、维生素、脂肪、碳水化合物、蛋白质、水和母乳低聚糖等。

▷ 4. 什么是初乳？初乳有多重要？

初乳是母亲产后5天内产生的乳汁，10天之后逐渐转化为成熟乳，期间为过渡乳。

初乳的颜色和浓度：初乳为黄色或橘黄色，蛋白质浓度高并含有丰富的抗体。

初乳的成分和作用：与成熟乳相比，初乳中的免疫球蛋白、维生素A、牛磺酸和矿物质的含量丰富，对新生儿的生长发育和增强抗感染能力十分重要。分娩后越早的乳汁中抗体含量越多。

免疫活性物质：保护婴儿，防止感染及过敏。

生长因子：帮助肠道成熟、促进消化吸收。

维生素A：预防感染和眼病。

▷ 5. 母乳中前奶与后奶有什么区别？

母乳的成分与婴儿的发育同步变化。在整个哺乳期间，在一天之中，甚至在一次喂哺过程中母乳的成分都可能不一样。哺乳时，每侧乳房分泌的乳汁均分为前奶和后奶。尽可能让婴儿吃完

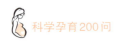

一侧,再吃另一侧,完整地吃到前奶和后奶,使其得到全面的营养。

前奶:指哺乳开始时的乳汁,外观看起来比较稀,含有丰富的蛋白质、乳糖、维生素、无机盐和水分。

后奶:指哺乳后期产生的乳汁,含的脂肪较多,可提供给婴儿更多的能量。

▷ 6. 新生儿的胃容量有多大?

母亲乳汁的分泌量和新生儿的胃容量是相匹配的。按需哺乳,有利于母亲乳量随新生儿胃容量的增长而增加,满足新生儿生长发育需求。若添加水或配方奶,容易导致新生儿不愿意吸吮母亲乳房,既不利于乳汁分泌,也容易导致新生儿乳头错觉、母亲乳房肿胀等问题。

新生儿胃容量大小:1~2日龄,樱桃;3~4日龄,核桃;5~6日龄,乒乓球;7日龄~3周龄,鸡蛋。

▷ 7. 什么情况下有必要进行补充喂养?

婴儿可能因医学指征在一段时间内需要补充喂养。这通常只是暂时性的,要严格把握医学指征,在医生的指导下进行补充喂养。

补充喂养的风险:给新生儿提供除母乳以外的其他食物或液体,会干扰母乳喂养的建立和持续母乳喂养。出院前接受补充喂养的婴儿,生后6周内停止母乳喂养的风险是纯母乳喂养婴儿的2倍。同时,补充喂养的过程也可能会增加感染的风险。

避免补充喂养的措施如下。

①尽早开始肌肤接触。

②尽早开始母乳喂养或挤奶。

③按需哺乳,顺应喂养。

④采用正确的哺乳体位和含接姿势。

⑤母婴同室，频繁哺喂。

补充喂养的注意事项：多数情况下补充喂养是暂时的，以保护母乳喂养，建立或维持母亲泌乳为主要目标。当新生儿有能力接受母乳喂养或母亲能够母乳喂养时应停止补充喂养。如果婴儿需要部分补充喂养，应先哺喂母乳，再补充配方奶。因医学指征不能纯母乳喂养的婴儿，需要医务人员进行个性化的喂养指导，母亲和家人应掌握婴儿喂养的方法。

▷ 8. 促进母乳喂养启动的方法有哪些？

（1）早接触、早吸吮、早开奶

早接触的方法：出生后立即将新生儿放在母亲腹部，擦干净孩子身上的羊水及黏液，刺激呼吸，脐带搏动停止后剪断脐带，让婴儿趴在母亲胸部进行母婴接触，盖上小被子，戴上小帽子，为新生儿保暖。剖宫产母婴回到母婴同室后，尽早开始皮肤接触。

早吸吮、早开奶的方法：在母婴皮肤接触期间，当看到新生儿流口水、吃手或寻找乳头等征象的时候，帮助新生儿开始第一次母乳喂养，这也是新生儿出生后的第一剂"疫苗"。

早接触、早吸吮、早开奶的好处：帮助母亲尽早下奶并促进乳汁分泌，是新生儿学习吃奶的最佳时机；促进母亲子宫收缩，减少产后出血；减少新生儿合并症、并发症的发生，降低死亡率；增进母子感情，促进母乳喂养的成功。

（2）母婴同室

母婴同室：让母亲和新生儿24小时待在一起，家人共同密切地观察新生儿，识别婴儿的饥饿饱足信号，保证其安全。母亲和新生儿保持同步作息，从而有充沛的精力哺育新生儿。母婴同室有利

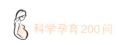

于母亲学习照顾新生儿及母乳喂养的方法,促进母乳喂养的成功。

按需哺乳:当新生儿表现出想吃奶或者妈妈感到奶涨时,即可进行母乳喂养。

频繁有效的吸吮:指每天8～12次及以上的母乳喂养。母亲正确的哺乳姿势及新生儿正确的含接姿势,可使新生儿有效吸吮,吃到母乳。

▷ **9. 常用的哺乳姿势有哪些?**

摇篮式:用哺乳一侧的手臂托住宝宝(从妈妈的视角看)。

交叉式:用哺乳另一侧手臂托住宝宝(从妈妈的视角看)。

半躺式:让宝宝趴在妈妈身上。

橄榄球式:将宝宝抱在一侧腋下(从妈妈的视角看)。

竖抱法:让宝宝坐在妈妈的大腿上,竖着抱。

哺乳时怀抱婴儿的四个要点:婴儿的头与身体呈一直线,婴儿的身体贴近母亲,婴儿的脸贴近乳房,鼻子对着乳头。如果是新生儿,母亲不仅要托住头部,还要托住臀部。

▷ **10. 最佳的含接姿势/托乳姿势怎么做?**

(1)乳房含接的方法

哺乳时,母亲先用乳头触及婴儿嘴巴周围,使婴儿建立觅食反射。当婴儿的嘴张到足够大时,使乳头和大部分乳晕含在婴儿嘴中。

(2)良好含接的要点

①含接姿势正确:嘴张得很大,下唇向外翻,婴儿口腔上方有更多的乳晕。

②有效吸吮:面颊鼓起呈圆形,下颌紧贴乳房,有效吸吮时能看到或听到吞咽,慢而深地吸吮,有时暂停。

（3）"C"字形托乳房的方法

食指支撑乳房基底部，手靠在乳房下胸壁上，大拇指放在乳房的侧上方，两个手指可以轻压乳房，改善乳房形态，使婴儿容易含接。托乳房的手不要太靠近乳头。如果母亲的乳房小且不下垂，在喂奶时不需要一直托住乳房。如果母亲的乳房大且下垂，需要用手托住乳房，可帮助乳汁流出。

▷ **11. 怎么做到顺应性喂养？**

对于6个月内的宝宝来说，顺应性喂养就是"按需哺乳"，即及时发现宝宝发出的饥饿饱足信号，并给予及时、恰当的回应。母婴同室便于母亲观察宝宝表现，有利于母乳喂养过程中母亲和宝宝频繁的目光、身体接触，有助于实现顺应性喂养。随着母乳喂养建立和宝宝对养育过程的适应，按需哺乳将呈现出规律性。

顺应性喂养对宝宝健康发展有以下好处。

①满足宝宝生长发育的需要。

②促进宝宝对进食的关注和兴趣。

③避免强迫喂养和过度喂养。

④促进亲子沟通交流。

⑤满足宝宝的心理需要。

判断宝宝饥饿饱足的相关信号。宝宝通过行为、面部表情或声音来表达饥饿感和饱腹感。

饥饿信号：不安、觅食动作、张嘴、吸吮手指、面红、身体活动增加，甚至哭闹。

饱足信号：吐出乳头、闭上嘴巴或转过头避开、露出满意的表情、安静而满足地入睡。

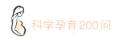

注意事项

　　如果婴儿哭闹明显，不符合平日进食规律，应该首先排除非饥饿原因，比如胃肠不适等。非饥饿原因哭闹时，增加哺喂次数只能缓解婴儿的焦躁心理，并不能解决根本问题，需要及时就医。

▷ 12. 为什么要重视夜间哺乳？

　　催乳素是脑垂体分泌的促进乳汁分泌的重要激素。催乳素夜间分泌更为旺盛，通过夜间哺乳可以保证母乳的分泌量。夜间哺乳，可增加乳汁分泌量，尤其是乳汁较少的产后女性，多让宝宝吮吸乳房，能够刺激乳腺分泌更多的乳汁。夜间哺乳还能预防女性产后出现乳汁淤积、乳房肿胀的现象，也可预防乳腺炎的发生。

▷ 13. 如何判断宝宝是否吃到了足够的乳汁？

　　（1）核心指标
　　①观察婴儿的体重增长：出生后3天生理性体重下降不超过10%，体重下降7%时需引起重视，要延长喂奶持续时间，增加喂奶的次数，夜里也要频繁地喂奶。新生儿出生后7～10天内体重应恢复到出生时候的体重，此后体重持续增加，满月增长600g及以上。
　　②观察婴儿排尿的次数及颜色：母亲"下奶"后，婴儿每天排尿6次及以上，尿色淡且味道轻。
　　③观察婴儿排便的次数及颜色：出生后每天排胎便数次，3～4天后大便颜色应从墨绿色逐渐变为棕色或黄色。
　　（2）参考指标
　　①观察婴儿的吸吮动作：婴儿慢而深地吸吮，可看见吞咽的动

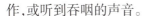

作，或听到吞咽的声音。

②观察婴儿的满足感：婴儿自己放开乳房，表情满足且有睡意。

③注意母亲乳房的感觉：哺喂前乳房饱满，哺喂后变软。如果哺喂过程中乳房一直充盈饱满，说明婴儿吸吮无效。

▷ 14. 促进乳汁分泌的方法有哪些?

婴儿频繁有效地吸吮是促进乳汁分泌最有效的方法，可以促进母亲催乳素的分泌，增加泌乳量。出生后1小时内尽早进行皮肤接触，促进早吸吮；出生后24小时内哺乳8～12次及以上，做到24小时母婴同室；出生后两周内按需哺乳，每天8～12次，刺激催乳素分泌，保证持续母乳喂养。

当母婴分离、早产儿/低出生体重儿无吸吮能力时，可以尽早挤奶或使用吸奶器，促进乳汁分泌。当母乳分泌不足时，增加婴儿哺乳次数，或在婴儿吸吮后使用吸奶器延长刺激时间，可促进乳汁分泌，增加泌乳量。

▷ 15. 促进射乳反射的方法有哪些?

喂奶前、挤奶前做到以下几点可以刺激射乳反射的发生，帮助增加奶量。

①让母亲适量喝些热饮：喝点水、牛奶，或者适量喝点鸡汤、鱼汤、排骨汤也可以，尽管母亲分泌乳汁需要液体的补充，但不推荐摄入过多的浓汤。

②热敷乳房：热敷乳房可以多吸出40%的乳汁，时间在十分钟左右，热度是母亲感到舒服的温度。

③按摩乳房：帮助乳腺管通畅。

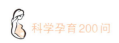

④婴儿不在身旁时,妈妈挤奶时想着孩子,或者看孩子照片,也有助于乳汁分泌。

⑤背部按摩:进行背部按摩,母亲裸露上身,弯曲坐稳,乳房松弛自然下垂,医务人员或亲属双手握拳,双手拇指点压在脊柱两侧做小圆周按摩,顺着脊柱往下移,循环进行,可以刺激射乳反射。

▷ **16. 如何进行乳房按摩?**

乳房肿胀、乳汁淤积是母乳喂养过程中常见的问题,采用正确的乳房按摩方法,配合频繁且有效的吸吮,可有效促进乳汁排出,解决上述问题。

(1)乳房按摩的作用

乳房按摩可疏通乳腺,促进泌乳,尽早开奶,舒缓乳房肿胀。乳房过度充盈的母亲在喂乳前按摩乳房,使其柔软,有利于婴儿含接,避免婴儿抗拒过硬的乳房。

(2)乳房按摩的方法

在乳房上涂抹乳汁或润肤油,润滑皮肤,一只手托着乳房,用另一只手的大鱼际肌或小鱼际肌,从乳房的根部向乳头方向旋转进行按摩。不断地更换位置,按摩整个乳房。有硬块的地方反复轻轻地按摩数次。

▷ **17. 如何进行手挤奶?**

(1)手挤奶适应证

母婴分离、早产/低出生体重儿无吸吮能力时促进泌乳开奶;缓解乳胀、乳腺管堵塞或乳汁淤积;乳汁分泌不足时促进泌乳;母亲上班后维持母乳喂养。

（2）手挤奶的频率和时间

分娩后尽早开始，间隔3小时一次，夜间也要坚持；每侧乳房挤奶3~5分钟，两侧乳房交替进行，每次持续20~30分钟。

（3）手挤奶方法

母亲采用舒适的坐姿，保持上身直立，身体前倾，便于乳汁收集。挤奶前用毛巾热敷乳房，用手按摩和轻拍乳房，或由家人给母亲按摩背部，帮助母亲产生射乳反射。将容器靠近乳房，将拇指及食指放在距乳头根部2~3cm处，拇指与食指相对，其他手指托住乳房，拇指及食指向胸壁方向轻轻下压，压力应作用在拇指及食指间乳晕下方的乳房组织上，不可压得太深。反复一压一放，依各个方向将乳房内每一个乳腺管中的乳汁都挤出来。压乳晕的手指不能有滑动或摩擦式动作，不要挤压乳头，也不可过分用力。

▷ **18. 如何使用吸奶器?**

（1）吸乳器的选择

使用模拟婴儿可变吸吮节律的吸奶器，可以辅助解决泌乳开奶、乳房肿胀、乳汁分泌不足、维持泌乳等问题。根据自身情况选择合适尺寸的喇叭口。喇叭口过大，压力不够，吸不出奶来；喇叭口太小，可能会伤到乳头和乳晕。

（2）使用方法

吸奶前洗净双手，使用清洁的吸奶器、储奶容器或储奶袋。严格按照使用说明操作。采用合适的力度，以母亲的感受舒适为宜。开始吸奶时，采用快而轻的方式使母亲产生泌乳反射。每侧乳房吸3~5分钟，两侧乳房交替数次，不要在一侧乳房上连续吸15分钟，以免造成乳头乳晕的疼痛和皲裂。使用后要将乳房乳汁接触的部分拆下来清洗干净，定期进行煮沸消毒。

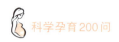

（3）注意事项

辅助缓解乳胀、乳腺管堵塞或乳汁淤积时，可先按摩乳房，再使用吸奶器吸乳功能，调节合适的力度吸奶。两侧乳房交替进行，每次10～15分钟。按摩加吸奶器挤奶反复多次，可以有效缓解胀痛、乳腺管堵塞或乳汁淤积等症状。

当用于促进泌乳时，在婴儿吃完母乳后，再使用吸奶器吸奶或两次婴儿吸吮期间加用吸奶器一次。先使用吸乳准备功能刺激泌乳2分钟，再使用吸乳功能挤奶10～15分钟，促进乳汁分泌。

用于维持泌乳时，先使用吸乳准备功能刺激泌乳2分钟，再使用吸乳功能挤奶10～15分钟，每隔3小时挤奶一次，以有效维持乳汁分泌。

▷ 19. 母乳如何储存与温热？

（1）储存条件

室温：25℃以下室温保存4小时。保鲜时间内喂哺婴儿是安全的，不需要进行消毒。

冷藏：冰箱冷藏室2～4℃的条件下，可保存72小时。用母乳保存袋分装保存，放在冷藏室最里面。

冷冻：冰箱冷冻室≤-18℃冷冻母乳，在3个月之内喂哺自己的婴儿是安全的，不需要消毒。

（2）温热方法

从冰箱冷冻室取出母乳，置于冰箱冷藏室待其解冻，使用前加温至38～39℃。也可以使用温奶器快速温热，不会破坏母乳营养成分。不可使用微波炉或者煮沸加热。每次按照喂养量取出母乳，不能反复加热，如加热后没吃完的话，就不能再给婴儿食用。

▷ **20. 上班后怎么做到母乳喂养？**

　　上班前的准备：母亲在上班前10天左右，吸出一些母乳储存在冰箱里，作为备用。将吸出的母乳用奶瓶给婴儿喂养，多次练习，让婴儿慢慢地学会吸吮奶嘴。

　　工作期间：母亲在工作期间，每隔3～4小时挤奶一次，挤出的乳汁放在冰箱里冷藏。婴儿3～4个月时，妈妈大概每次可吸出120～150ml的乳汁。母亲上班时，其他照养人可将家中存储的乳汁放在奶瓶里哺喂婴儿。

　　居家期间：母亲回家之后、晚睡前以及早上出发之前，要亲自哺喂婴儿，以促进乳汁的持续分泌。

　　母乳运送：运送母乳的过程中，要注意持续保持低温环境，尤其是夏天，回家后立即放入冰箱内保存。

▷ **21. 乳头疼痛、皲裂，怎样母乳喂养？**

　　乳头疼痛通常可以治愈，需考虑疼痛出现的时间是在母乳喂养开始时、过程中，还是结束后。乳头皲裂是指母亲乳头表面出现裂口，多伴有乳房肿胀。

　　（1）原因

　　主要的原因：含接姿势不正确。

　　其他可能原因：乳房的肿胀、血管痉挛、吸奶器使用不当等。

　　（2）预防

　　选择正确、恰当的哺乳体位。母亲感觉乳头疼痛时，通过改善哺乳姿势，掌握正确的含接姿势，让婴儿深含乳。通常只要含接良好，疼痛会减轻。

　　避免过度清洗乳头和乳晕，这样也可造成乳头的干燥皲裂。

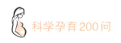

（3）处理措施

由医务人员评估乳头皲裂情况，如果发现是由无效含接或母亲不正确的哺乳姿势导致的乳头皲裂，需要指导母亲正确的喂奶技巧，纠正哺乳体位及含接姿势。

母亲继续哺乳，必要时在专业人员的指导下使用乳头保护罩，缓解哺乳时疼痛及衔乳困难。

哺乳结束的时候挤出几滴乳汁涂抹在乳头和乳晕上，或使用羊毛脂修护霜保持乳头湿润，这样可减少疼痛，促进愈合，下次哺乳前无需擦去。

疼痛严重时，可以适当减少哺乳次数，给伤口以修复时间。用舒适的方式挤奶，以维持泌乳。

▷ 22. 乳头扁平、凹陷，怎样母乳喂养？

有些孕产妇会因为自己乳房或者乳头的形状而担心分娩后母乳喂养能否顺利进行。需要强调的是，不同形状和大小的乳房都是正常的，不同形状的乳头都不会影响泌乳，可以为婴儿提供充足的乳汁。

从妊娠到分娩，部分乳头内陷可自行改善，孕期不建议进行干预。大多情况下，内陷程度不会影响婴儿含住乳腺组织及将乳头吸入口腔，尽管需要一定的适应时间。建议乳头扁平、凹陷的母亲亲自喂养婴儿，使用奶瓶喂养更易引起"乳头错觉"。乳头凹陷可以分为真性凹陷和假性凹陷，通过检查乳头伸展性予以区分处理。

假性凹陷：用手牵拉刺激时，乳头能够突出于乳房外。如婴儿不能较好含接，哺乳前可用手提法。

真性凹陷：通过牵拉刺激仍不能纠正。如婴儿不能较好含接，哺乳前可吸引乳头。

乳头凹陷的喂养方法:可在哺乳前刺激乳头凸起,有利于婴儿含接。喂奶前帮助乳头凸起,用手牵拉或刺激乳头使乳头立起,或用乳头吸引器将乳头吸出,方便婴儿含接。有时母亲用手将乳房塑型,可易于婴儿含接。母亲胀乳时,使用乳头保护罩再进行乳头吸引,可减轻吸引时的疼痛感。

▷ 23. 乳房肿胀如何舒缓?

(1)生理性乳胀

生理性乳胀是正常生理现象,通常发生在生产后3~4天。受体内激素的影响,大量的血液和组织间液涌向乳房,同时乳腺腺泡肿胀变大,造成乳腺导管受压,出奶比较缓慢。双侧乳房完全肿胀,伴或不伴随体温升高。此过程一般持续24~48小时。

(2)乳房充盈

乳房充盈是正常的生理性过程,常称为"胀奶"。母亲分娩后数天,可观察到乳房皮肤颜色正常、温度升高,感觉乳房变沉、发硬。婴儿吸吮或挤压乳房时,乳汁正常流出,乳房变软。母亲感到舒服,无发热。

预防生理性乳胀发展成为乳房肿胀或乳汁淤积的措施:产后立即母婴皮肤接触,婴儿出现吃奶迹象,及时开始哺乳;使婴儿采用正确的含接姿势,频繁有效地吸吮;在开始母乳喂养前不给新生儿喂任何食物;识别婴儿饥饿饱足信号,按需哺乳;必要时用手或吸奶器排出乳汁。

(3)乳汁淤积

当乳腺管不通畅时,出现局部肿胀。通常情况下,乳房肿块不可移动,疼痛明显,皮肤表面一般无异常变化,通常不发热,产奶量可能暂时减少。

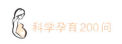

乳汁淤积的处理措施：频繁哺乳，每次尽量先从有淤积的一侧开始；热敷乳房受累部位；让婴儿含接时下巴或鼻子对着有淤积的位置，婴儿吃奶时，轻轻向乳头方向按摩；更换不同的哺乳姿势；肿胀超过48小时未能缓解，或出现其他全身性症状时需要及时就医，必要时引流。

（4）乳房肿胀

乳房充盈过度，母亲乳房有红、肿、热、痛的炎症表现。乳房的皮肤绷紧，原来正常的乳头被拉平，乳头、乳晕部分的皮肤变薄发亮，甚至红肿，可有触痛。婴儿因难以吸吮或含接而拒绝、哭闹。挤压乳房乳汁流出困难。母亲可能会有中等发热，但一般不超过24小时。

预防要点：产后做好早接触、早吸吮、早开奶；频繁、有效地吸吮，每天8～12次及以上；母婴同室，及时识别婴儿饥饿和饱足信号，按需哺乳；当有添加配方奶医学指征时，应维持泌乳，及时吸出乳汁。

乳房肿胀处理方法：让婴儿采取正确的姿势频繁地吸吮乳房，是最有效的方法；喂奶前，反向按压软化乳晕，减轻乳晕水肿，有利于婴儿深含乳，有效吸出乳汁。刺激乳头、乳晕处神经，引起刺激射乳反射，有利于乳汁排出；如果婴儿不能吸吮，可用手挤或吸奶器将乳汁排出；挤奶或喂奶后可以冷敷乳房，减轻水肿和疼痛，不轻易使用热敷。

▷ **24. 母亲用药时怎样进行母乳喂养？** ————————

（1）遵医嘱用药

药物使用前请先认真阅读说明书，尽量避免使用标明"哺乳期禁用"的药物。多数药物会少量进入母乳，但只有少数药物会影响

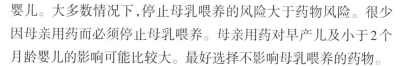

婴儿。大多数情况下,停止母乳喂养的风险大于药物风险。很少因母亲用药而必须停止母乳喂养。母亲用药对早产儿及小于2个月龄婴儿的影响可能比较大。最好选择不影响母乳喂养的药物。

(2)抗菌药物必须遵医嘱

母乳喂养期间,母亲服用大多数种类的抗生素,对婴儿来说是安全的,但应避免长期、大量使用。哺乳期母亲需要避免使用磺胺类药物,这可能会加重新生儿黄疸现象及导致血液中的粒细胞减少,如果母亲必须使用,则需改变喂养方式。

(3)避免用减少奶量的药物

含有雌激素的避孕药、噻嗪类利尿剂会导致奶量减少,应避免使用。

▷ 25. 母婴患常见病时如何进行母乳喂养?

(1)母亲感冒时怎样母乳喂养?

感冒多为上呼吸道感染,可以继续母乳喂养。母亲每次喂奶时,需戴上口罩。母亲的乳汁中也会有一定量的抗体,母乳喂养可增加婴儿的抵抗力。母亲服用感冒药时,要注意药物说明或遵医嘱。

(2)母乳喂养婴儿腹泻怎么办?

大多数婴儿腹泻可继续母乳喂养。母乳喂养的母亲在婴儿腹泻期间,饮食要清淡一些,切勿轻易断母乳。

(3)母乳喂养宝宝排便间隔时间长怎么办?

母乳喂养的婴儿很少出现便秘,有时因消化吸收好而几天大便一次,不伴腹胀和呕吐,食欲好,俗称"攒肚"。腹部按摩能增加肠蠕动,不但会使大便通畅,也可增加食欲。按摩时让婴儿仰卧位,按摩者用右手掌根部紧贴婴儿腹壁,以顺时针方向轻揉腹部,

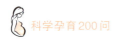

每次2～3分钟,每天2～3次。添加辅食的婴儿如果出现便秘,可多吃富含纤维素的食物。母乳喂养时母亲要注意饮食结构,以清淡、易消化的食物为主。

▷ 26. 母亲患传染病时怎样进行母乳喂养?

(1)甲肝

甲型肝炎在潜伏末期和急性早期传染性最强,此阶段一般应暂时停止母乳喂养,母亲要挤奶保持泌乳。婴儿可接种免疫球蛋白预防,隔离期满后可继续母乳喂养。

(2)乙肝

婴儿在高效价乙肝免疫球蛋白和乙肝疫苗双重保护下,可以选择母乳喂养。实行母乳喂养时,应注意喂奶前洗手。婴儿和母亲的用品,如擦洗用的毛巾、脸盆、喝水用的杯子等,应分开独立使用。婴儿全程疫苗接种后1～2月检测乙肝五项,根据乙肝抗体效价决定是否补种乙肝疫苗。母亲哺乳期进行抗乙肝病毒治疗时,应考虑母乳喂养可能产生的风险性,在医生指导下决定是否母乳喂养。

(3)HIV感染

医务人员需根据感染孕产妇及其家人对婴儿喂养的知识和技能、可接受性、可负担性、可持续性、获得专业指导的可及性等条件进行综合评估,给予科学的喂养指导,保障婴儿健康饮食和营养充足。HIV感染母亲所生婴儿在人工喂养可接受、可行、能负担及安全的情况下,应首选人工喂养,坚决杜绝混合喂养。对选择人工喂养的,指导母亲及家人正确冲配奶粉和清洁消毒器具;对选择母乳喂养的,做好咨询指导,强调喂养期间母亲应坚持服用抗病毒药物,做好正确的母乳喂养和乳房护理。

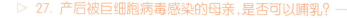

▷ **27. 产后被巨细胞病毒感染的母亲, 是否可以哺乳?**

中华医学会围产医学分会、中华医学会儿科学分会、中华医学会医学病毒学分会、中国优生科学协会联合发表的《先天性巨细胞病毒感染筛查与临床干预指南》中指出, 母乳是产后新生儿感染人巨细胞病毒(HCMV)的主要来源, 发生母乳传播的乳汁中HCMV病毒含量明显高于未发生传播的乳汁。但母乳营养丰富, 能为婴儿提供生长发育过程中所需的各种营养成分, 较之其他饮食更安全、便捷。有研究表明, HCMV-DNA阳性母乳喂养和人工喂养新生儿远期神经发育异常率无明显增加, 新生儿可以从母乳获得来自母体的IgG抗体, 对HCMV感染有一定免疫力。故美国儿科学会认为HCMV血清抗体阳性的母亲哺新鲜母乳价值大于乳汁感染带来的风险。部分研究认为, 22~24周早产儿通过母乳感染HCMV并出现严重症状的概率高达65%, 最好不要将未经处理的新鲜母乳直接喂养给胎龄<32周或出生体重<1500g的早产儿。应将新鲜母乳经-20℃冷冻, 或者采用63℃ 30分钟巴氏消毒法处理后再喂养, 以降低母乳中病毒含量和感染毒力, 但这些方法可能破坏母乳中的一些生物活性成分。

▷ **28. 为什么提倡母亲亲自喂母乳, 而不是瓶喂?**

母乳喂养的好处不仅体现在母乳的营养和生物活性成分对宝宝有益, 而且体现在喂养行为本身。亲喂时, 妈妈与宝宝紧密的肌肤接触、亲切的目光交流, 带给宝宝的除了食物, 还有心理和情感的支持, 有利于建立良好的母子依恋关系和促进宝宝身心健康。

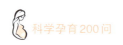

▷ **29. 哺乳期再孕，还能母乳喂养吗？**

　　两次妊娠的间隔时间推荐以2～5年为宜。这时，大宝已经完成了母乳喂养，满足了婴儿早期发展的营养需求；母亲产后的身体也已恢复，剖宫产子宫瘢痕愈合也在最佳状态，比较适合妊娠。

　　但部分女性可能会在哺乳期怀孕，这会导致乳汁分泌减少。妊娠后乳汁产量可明显减少，此时应注意保证大宝充足的营养。另外，哺乳可以刺激宫缩，可能会引起流产。建议有生育意愿时，在允许的条件下尽早停止母乳喂养。

▷ **30. 早产儿直接哺乳要注意什么？**

　　（1）哺乳姿势

　　早产儿颈部肌肉较弱，传统的摇篮式哺乳易使早产儿头部前倾或后仰，难以维持含接状态。建议使用橄榄球式或交叉式的哺乳姿势。

　　（2）含接姿势

　　早产儿的正确含接姿势与足月儿相同。由于早产儿的吸吮能力较弱，吸吮持续时间较短，吸吮-吞咽-呼吸的协调性尚不完善，容易从乳头上滑落，妈妈需要有足够的耐心，让其多吸吮、多练习，反复含接。必要时，可使用舞者手势，即用掌心及中指、无名指、小指托住乳房，用食指和拇指放在乳头前方支撑早产儿的下颌与两颊，帮助早产儿维持含接状态。

第七章

科学"坐月子"

产后保健是孕产期保健的一部分,重视产褥期保健有利于母亲的健康和儿童的早期发展。中国人在产后需要"坐月子"的观念根深蒂固。如何科学"坐月子"? 哪些做法是正确的,哪些做法是要摒弃的? 本章跟大家聊聊这些事儿。

▷ 1. 产褥期的产妇身体有哪些变化?

(1)生殖系统

子宫体的变化:胎盘娩出后,子宫体逐渐缩小,产后1周子宫缩小至孕12周大小,在耻骨联合上方可以触及。产后10天子宫降至骨盆内,腹部检查触不到。子宫体于产后6周恢复到妊娠前大小。

子宫内膜的再生:产后第3周,除胎盘附着处外,子宫腔表面均由新生的内膜修复,全部修复需至产后6周。

子宫颈的变化:产后1周,子宫颈外形及子宫颈内口恢复至未孕状态。产后4周,子宫颈完全恢复至正常形态。

除此之外,阴道及外阴和盆底组织也会在产褥期逐渐恢复至未孕状态。需要注意的是,虽然产褥期子宫的变化是显著的,但这些变化并不是在产后立即完成的,它们是一个逐渐变化的过程,需要一定的时间来逐渐恢复到未孕状态。

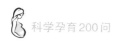

（2）乳房

乳房在产褥期的主要变化是开始分泌乳汁。当婴儿吸吮乳头时，这种刺激可以引发喷乳反应，这是母乳喂养的一个自然反应。此外，产妇睡眠充足、营养均衡、情绪稳定及良好的身体状况，都可以促进乳汁的分泌。在产后5天内，乳房分泌的乳汁被称为初乳。初乳的颜色偏黄，其中含有的大量抗体可以帮助新生儿抵抗疾病。母乳中包含了许多对新生儿生长发育有益的营养物质，如丰富的蛋白质、脂肪、矿物质、维生素、酶及多种免疫物质。这些都对新生儿的健康成长起到关键作用。

（3）循环系统

在产褥期，循环血量会增加。这是由于在胎盘娩出后，子宫胎盘血液循环终止，大量血液从子宫涌入产妇体循环，加上孕期潴留的组织间液回吸收，产后72小时内产妇循环血量增加15%～25%。对于这一变化过程，需要注意预防心力衰竭的发生，要密切关注有没有胸闷、心悸等不舒服的情况。一般情况下循环血量会在产后2～3周逐渐恢复至未孕状态。

（4）血液系统

在产褥早期，血液仍处于高凝状态。这种状态有利于胎盘剥离创面形成血栓，从而减少产后出血量。这种状态需要2～4周才能恢复正常。但同时需要警惕产褥期血栓的形成。

产褥早期因为分娩时出血，血红蛋白水平会有所下降，但产后7～10天会回升。而白细胞总数在产褥早期较高，有利于预防产褥感染及机体修复，一般白细胞水平会在1～2周后恢复正常。此外，还存在淋巴细胞稍减少，中性粒细胞增多，血小板数量增多的现象。

（5）泌尿系统

产后泌尿系统也发生着一系列的变化。首先,在分娩后的前几天,由于产后体内潴留的水分需要排出,产妇的尿量会增加,多尿期会持续1周左右。其次,因孕期增大的子宫压迫了肾脏及输尿管,部分孕妇可能发生肾盂及输尿管的扩张,这一现象随着子宫的复旧会慢慢好转,一般在产后2～8周恢复正常。另外,由于产程中膀胱受压和会阴部疼痛,膀胱肌张力对膀胱内压的敏感性可能会降低,增加尿潴留的发生。如果产妇不习惯卧床排尿,或者在分娩过程中使用了区域阻滞麻醉等,都可能进一步增加尿潴留的风险。因此,产妇不要因为外阴疼痛而不愿排尿,身体允许的情况下尽早起床活动,否则会增加尿潴留的风险。如果产妇出现尿量减少或无尿等异常情况,需要引起重视,并及时到医院就诊。

（6）消化系统

产褥期胃肠功能减弱,肠蠕动减弱,容易导致便秘。产后体内胃酸及胃蛋白酶分泌量减少,胃排空时间延长,容易出现上腹部饱满感。产后身体不适会影响正常的食欲,产妇通常会出现食欲不振。但一般1～2周内消化功能会逐渐恢复正常。建议产后注意饮食,多吃富含膳食纤维和有助于消化的食物,同时要保证足够的水分摄入。

（7）内分泌系统

产后内分泌系统的变化主要集中在性激素的变化。在产褥期早期,孕激素和雌激素的水平会迅速下降,并在产后1周左右降至正常水平。这种变化可能会导致一系列症状,包括皮肤色素沉着、长黄斑、体毛增多、失眠、情绪不稳定等。产妇体内的催乳素会因为泌乳及婴儿的吮吸而升高。哺乳会影响产后月经的来潮及排卵的恢复。未哺乳的女性一般产后6～10周左右恢复排卵,随后月经

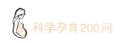

来潮。在哺乳的女性,因为体内催乳素的分泌,卵巢功能会被抑制,排卵和月经也会被抑制。哺乳期妇女月经来潮的时间因人而异。哺乳期间可以无月经来潮,也有部分产妇产后4~6个月恢复排卵。头几次月经可能会不规律,月经量可能多也可能少,也可能出现月经频发或月经稀发的情况。但几个月以后,月经通常就会变得规律了。其他的内分泌系统,如甲状腺功能在产后1周恢复正常。肾上腺皮质功能分娩后逐渐下降,约产后4天恢复正常。

▷ **2. 如何能够预防产后出血?**

产后出血是一种常见的产后并发症,但可以通过以下措施预防。

①分娩时合理用药:在分娩过程中,医生会根据分娩时的情况适当使用催产素等药物,以帮助胎盘剥离和子宫收缩,减少产后出血的可能性。

②观察产后恶露:产后恶露是产后子宫内残留的血液、胎盘和胎膜等物质。观察恶露的颜色、量和性状,如为鲜红色、不凝固,且出血量大于平时月经第一天的量,要及时告知医护人员。

③及时排尿:产后4~6小时内一定要排尿,因为此时膀胱充盈,容易引起产后出血和尿潴留。

④积极母乳喂养:尽早开始母乳喂养,孩子的吸吮可刺激子宫收缩,减少产后出血。

总的来说,预防产后出血的方法包括合理用药、观察产后恶露、及时排尿和积极母乳喂养等。同时,孕妇在分娩前应进行规范的产前检查,了解自己的健康状况和妊娠状态,选择合适的分娩方式和医院,避免妊娠并发症和合并症的发生。在产后要注意休息和个人卫生,预防产褥感染,避免因感染导致的晚期产后出血。

▷ **3. 产后恶露是怎样变化的?**

产后随子宫蜕膜脱落,含有血液及坏死蜕膜等组织经阴道排出,称为恶露。根据其颜色及内容物分为血性恶露、浆液恶露、白色恶露。详细变化见表7-1。

表7-1　正常恶露的变化

分类	持续时间	颜色	内容物
血性恶露	产后最初3天	红色	大量血液、少量胎膜、坏死蜕膜
浆液恶露	产后4~14天	淡红色	少量血液、坏死蜕膜、宫颈黏液、细菌
白色恶露	产后14天以后	白色	坏死退化蜕膜、表皮细胞、大量白细胞和细菌等

▷ **4. 为什么会恶露不净呢?**

正常恶露有血腥味,但无臭味,一般持续4~6周,总量可达500ml。分娩后初期应经常变换体位,鼓励尽早下床活动,以利于产后子宫恢复和恶露排出。产妇还要学会测量体温,观察伤口和恶露性状等。恶露不净可能是多种原因引起的,主要包括以下几个方面。

①子宫恢复不良:如果子宫收缩不好,可能导致恶露持续时间较长,甚至出现反复的情况。

②感染:如果产后护理不当,可能导致细菌感染,引起子宫内膜炎、宫颈炎等炎症,可出现恶露增多、异味等症状。

③组织物残留:如果分娩过程中有胎盘、胎膜等组织物残留,也会导致恶露持续时间长、反复等情况。

④内分泌失调:如果产后激素水平不稳定,导致内分泌失调,也可能影响子宫的恢复,导致恶露不净。

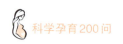

如果产后恶露不净,建议及时就医进行检查和治疗,以免延误病情。

▷ 5. 产褥期多汗是怎么回事?

产褥期多汗是一种正常的生理现象,是由产后体内激素水平的变化、身体水分和电解质的排出、皮肤排泄功能的旺盛等导致的。

孕期,女性的身体会发生一系列的生理变化,包括体内激素的改变、水及电解质的潴留等。这些变化是为了适应胎儿的生长发育和为分娩做准备。在分娩后,这些激素水平会迅速下降,身体其他各系统及内分泌功能也都逐渐恢复到非孕状态。此时,身体多余的水分和电解质会通过肾脏和皮肤排出体外,表现为产后多汗。

此外,产后多汗还与产妇的饮食、保暖和室内通风情况有关。在产褥期,产妇通常会摄入较多的水分和营养物质,以帮助身体恢复和哺乳。如果产妇穿衣过多、室内空气不流通或保暖过度,也会导致产后多汗的发生。

需要注意的是,如果产后多汗持续时间过长、伴有其他症状(如发热、头晕等),可能是病理性因素导致的,这时就需要就医检查了。

▷ 6. "坐月子"期间,可以洗澡、洗头及刷牙吗?

在中国的传统观念中,"坐月子"期间不能洗澡、洗头及刷牙,以免受风、着凉或感染。但是,现代医学认为,在"坐月子"期间,是可以洗澡、洗头及刷牙的。

首先,洗澡可以帮助清洁产妇的身体,避免感染和皮肤疾病。洗头可以帮助清洁头发,缓解头皮瘙痒和异味。刷牙可以帮助清洁口腔，避免龋齿和牙龈炎等口腔疾病。

其次，洗澡、洗头及刷牙并不会对产妇的身体造成伤害。产后洗澡宜淋浴，每次沐浴时间以5～10分钟为宜，浴水温度以36～40℃为宜，浴室温度应不低于20℃。洗澡后擦干身体、尽快穿衣，以免着凉。产后6周内避免盆浴。剖宫产妈妈最好在伤口愈合后再洗澡。如果产妇分娩过程很疲惫，出血较多，产后体质较虚弱，或会阴伤口大，或裂伤严重，在伤口愈合前不宜勉强过早淋浴，也可改为擦浴。洗澡前应避免空腹，以防发生低血糖，引起头晕等不适。洗澡后可吃点东西，喝杯姜茶，暖身驱寒，补充损耗的体力。在洗头时，要注意及时吹干头发，避免受风或感冒。在刷牙时，要用温水和软毛牙刷，不要用力刷牙，以免损伤牙齿和牙龈。

总之，在"坐月子"期间，可以洗澡、洗头及刷牙，但要注意水温适宜和力度柔和，避免对身体造成伤害。同时，要注意保持身体的温暖和避免过度劳累，以免影响身体的恢复。

▷ 7. 剖宫产切口要怎么护理呢？

剖宫产的切口位于下腹部，有横切口和竖切口之分，切口长10～12cm。剖宫产的切口表面皮肤的愈合大概要一周，在产妇住院护理期间，医护人员会观察切口的变化，如果发现切口有异常，都会给予相应的处理。切口的完全修复需要4～6个月的时间。

出院后，产妇应保持切口清洁干燥，未愈合前不要沾水，以免水污染切口而引起感染；要避免拉扯切口，咳嗽或大笑时，可以用手按住切口两侧，以免牵扯到切口；如发现切口处有较多液体渗出，要及时就医；愈合的过程中出现伤口发痒是正常现象，不要用手抓挠，可以用无菌棉签蘸75%酒精擦洗周围，可以达到止痒的效果；术后可以进食一些富含蛋白质、维生素A、维生素C的食物，有利于促进伤口的愈合，减少发生感染的概率。

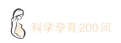

▷ **8. 会阴伤口该怎么护理呢?**

产后会阴伤口的护理需要注意以下几点。

①保持清洁:在产后会阴伤口恢复期间,需要保持外阴的清洁,避免感染。建议每天用温水清洗外阴,及时更换干净的内裤,勤换卫生巾。清洗阴部的毛巾、水盆要专用,应从会阴前往后进行擦洗,不要从后往前,以免肛门附近的污秽物被带到阴道而引起感染。

②避免摩擦:在产后会阴伤口恢复期间,需要避免摩擦和挤压伤口,以免影响愈合。同时,还需要选择宽松、透气的棉质内裤,以减少对伤口的刺激。

③合理饮食:在产后会阴伤口恢复期间,需要合理饮食,多吃富含蛋白质、维生素等营养物质的食物,有助于促进伤口愈合。

总之,产后会阴伤口的护理需要从多个方面入手,通过上述的这些措施,可以有效地促进产后会阴伤口的愈合。最好每天自己或让家人检查会阴伤口情况,如有疼痛,或者发现伤口有红肿、裂开、流血水、流脓,或有发热现象,请尽快就医。

▷ **9. 产后便秘了,该怎么办?**

产后便秘是一个比较常见的问题,通常是由产后的饮食变化、运动减少及荷尔蒙水平变化等因素导致的。可以尝试以下几种方式来改善产后便秘的症状。

①调整饮食:首先,产妇需要增加水果、蔬菜和纤维素的摄入,这将有助于增加粪便体积和软化粪便。其次,要保持足够的水分摄入,以避免大便干燥。可以适当增加一些粗粮和全谷类食物的摄入,如燕麦、玉米等,这些食物中的纤维素可以帮助改善便秘。

②适当运动：在身体允许的情况下，产妇应该尽可能地活动和运动，这可以促进肠道蠕动并缓解便秘。

③建立良好的排便习惯：每天定时排便，即使没有便意也要尝试排便，以养成良好的排便习惯。

④保持心情舒畅：情绪对肠道功能也有一定影响，保持良好的心情有助于缓解便秘。

⑤尝试自然疗法：按摩腹部，使用肛门栓剂，喝蜂蜜水，适当做一些促进盆底康复的运动，如凯格尔（Kegal）运动等。

如果以上措施无法缓解便秘症状，建议咨询医生，并在其指导下使用适当的缓泻剂或乳果糖等治疗，以促进排便。

▷ **10. 夏天"坐月子"，小心产褥期中暑！**

产褥期是产妇恢复身体的重要阶段，而夏天高温高湿的环境让产褥期产妇中暑的风险大大增加。那么，什么是产褥期中暑？它的症状及危害是什么？又该如何预防呢？本节将科普夏天"坐月子"时产褥期中暑的相关知识。

产褥期中暑是指在产褥期间，由于高温、高湿、通风不良等因素，产妇体温调节功能出现障碍，从而引发的一种急性热病。产妇可能出现大量出汗、乏力、头晕、恶心等症状，严重时甚至休克或死亡。

那么，如何预防产褥期中暑呢？首先，要保持室内通风，避免室内温度过高。一般来说，室内温度保持在26℃左右比较适宜。同时，要避免室内过于潮湿，保持空气流通。其次，产妇在夏天洗澡或洗头时要注意水温，避免使用冷水，以免刺激身体。此外，产妇在夏天"坐月子"时，应避免过度劳累，保持充足的休息。

总而言之，夏天"坐月子"时中暑对产妇的健康危害极大。因此，产妇在夏天"坐月子"时更要注意预防中暑。除了注意室内温

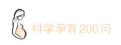

度、湿度和通风情况外,还要注意个人卫生习惯和饮食习惯,保持充足的休息和愉悦的心情。如果出现产褥期中暑的症状,应及时就医,以免延误治疗。

▷ 11. 产褥期的合理膳食原则 ────────────

产褥期合理的膳食有助于产妇各器官及系统的全面恢复,也为分泌乳汁、哺育宝宝打好基础。在中国民间,往往将产褥期的休养称为"坐月子"。"坐月子"期间,饮食常常会被过分重视,产妇可能摄入过多的肉类和蛋类,导致营养过剩及产后体重的滞留。部分地区也保留着一些不科学的"坐月子"饮食禁忌,比如"坐月子"期间不吃蔬菜、水果、海产品等,这些不良的"坐月子"饮食习俗容易造成微量元素摄入不足,严重影响产褥期妇女的身体恢复及母乳喂养。

如何保证产褥期的合理饮食呢?中国营养学会编著的《中国居民膳食指南》(2022)提出了 5 条核心推荐。

①产褥期食物多样不过量,坚持整个哺乳期营养均衡。

②适量增加富含优质蛋白及维生素 A 的动物性食物和海产品,选用碘盐,合理补充维生素 D。

③家庭支持,愉悦心情,充足睡眠,坚持母乳喂养。

④增加身体活动,促进产后恢复健康体重。

⑤多喝汤和水,限制浓茶和咖啡,忌烟酒。

以上 5 项核心推荐原则不仅需在"坐月子"期间坚持,整个哺乳阶段(产后 2 年)也需要坚持。营养均衡才能保证乳汁的质量,而乳母的膳食还会影响乳汁的滋味和气味。合理的膳食结构也为婴儿未来接受食物和建立多样化膳食结构打下坚实的基础。因此,产后妈妈为了自身和宝宝的健康,一定要坚持合理的膳食哦!

▷ 12. 产后如何合理安排膳食？

前面一篇让我们知道了产后合理膳食的重要性,以及产褥期膳食的5条核心推荐原则。那么,该如何安排产后妈妈的合理饮食？具体推荐的食物比例或分量又是多少？

刚分娩后的产妇会比较虚弱,会感到全身乏力且食欲较差。这时候,对产妇来说,高能量且不易消化的膳食是不合时宜的。可以先选择一些清淡、稀软、易消化的食物,如面条、馄饨、粥、蒸鸡蛋羹及煮软烂的菜肴等。在之后的1~2天逐步恢复正常饮食。以上膳食适合顺产或是剖宫产顺利的产妇。

对于采用全身麻醉或剖宫产手术情况较为复杂的产妇而言,术后24小时胃肠功能还未完全恢复,术后1天需要予以流食,但尽量不要食用牛奶、豆浆、含大量蔗糖等胀气食物。术后2~3天内根据排气、排便的情况了解胃肠道功能恢复程度,改成半流质并逐步转为普通饮食。

产褥期膳食应坚持食物多样,少量多餐,粗细搭配,荤素双拼,食物品种应涵盖谷薯类、蔬菜水果类、畜禽鱼蛋奶类、大豆坚果类等。表7-2参考中国营养学会的膳食指南,列举了普通产妇一天的食物量。

表7-2　产妇产后一天的食物量

食物种类	每天摄入量
谷类	225~275g,其中全谷物和杂豆不少于1/3
薯类	75g
蔬菜类	400~500g,其中绿叶蔬菜和红黄色等有色蔬菜占2/3以上
水果类	200~350g
鱼、禽、蛋、肉类	175~225g

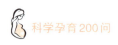

续表

食物种类	每天摄入量
牛奶	300~500ml
大豆类	25g
坚果	10g

烹调油25g；食盐不超过5g；饮水量为2100ml

低强度身体活动水平的产后哺乳期妇女每天能量摄入量推荐为2100kcal，基本与孕晚期的能量摄入接近，可以根据自身身体活动水平增加不同的幅度（10%~15%）。若产后未哺乳，每天能量摄入量可参考同龄女性推荐量1700kcal。

表7-3为哺乳期妇女一天的食谱举例（能量为2250kcal），来源于《中国居民膳食指南》（2022），为三餐正餐+三餐加餐。

表7-3　哺乳期妇女一天食谱举例（能量为2250kcal）

餐次	食物：食材和数量
早餐	肉包子：面粉50g，瘦猪肉20g，植物油2g
	红薯稀饭：大米20g，小米20g，红薯20g
	拌黄瓜：黄瓜100g
	煮鸡蛋：鸡蛋50g
早点	牛奶250g
	苹果150g
午餐	生菜猪肝汤：生菜100g，猪肝20g，植物油5g
	丝瓜炒牛肉：丝瓜100g，牛肉50g，植物油8g
	清蒸带鱼：带鱼40g，小香葱10g，植物油2g
	大米杂粮饭：大米50g，绿豆15g，小米30g，糙米10g
午点	橘子175g

续表

餐次	食物:食材和数量
晚餐	青菜炖豆腐:小白菜175g,豆腐175g,虾仁20g,植物油8g 香菇炖鸡汤:鸡肉50g,鲜香菇25g 玉米面馒头:玉米粉30g,面粉50g 蒸红薯:红薯50g
晚点	牛奶煮麦片:牛奶250g,麦片10g

▷ 13. 产后需要继续补充复合维生素及钙剂吗?

许多分娩结束后的产妇家中还剩余很多孕期没有吃完的复合维生素片、钙片、DHA等,产后是否还需要继续补充维生素及钙片呢?答案是,可以继续吃。因产后妇女需要哺乳后代,因此需要比一般育龄妇女更多的营养及微量元素,这些微量营养素可以从多样的食物中获取,也可以通过继续服用复合维生素片、钙片补充。以下就列举几种哺乳期需要的营养素。

(1)钙

哺乳期妇女每天随着乳汁分泌的钙大约为300mg,这个量并不受母亲膳食中钙含量的影响。当钙摄入不足时,身体会动员存储的骨钙来维持乳汁中钙含量的稳定。因此,哺乳期妇女需要继续补钙,每天钙推荐的摄入量为1000mg。奶类及其制品富含钙质,且容易被身体吸收。当哺乳期妇女每天饮奶500ml时,可以获取约540mg的钙。若再加上豆制品、深绿色蔬菜、虾皮、小鱼等其他食物,则更易满足钙的推荐摄入量。若奶类摄入不足,则需要额外补充钙剂。为提高钙的吸收和利用,建议每天补充400IU的维生素D或进行半小时以上的户外活动。表7-4提供了两组约1000mg钙的食物组合(来源于中国营养学会膳食指南修订专家委员会发布的《哺乳期妇女膳食指南》)。

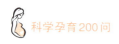

表7-4　1000mg钙的食物组合

组合一		组合二	
食物及数量	含钙量/mg	食物及数量	含钙量/mg
牛奶500ml	540	牛奶300ml	324
豆腐100g	127	豆腐干60g	185
虾皮5g	50	芝麻酱10g	117
蛋类50g	30	蛋类50g	30
绿叶菜(如小白菜)200g	180	绿叶菜(如小白菜)300g	270
鱼类(如鲫鱼)100g	79	鱼类(如鲫鱼)100g	79
合计	1006	合计	1005

注：不习惯饮牛奶或有乳糖不耐受的哺乳期妇女也可用酸奶替代牛奶。

（2）碘

碘元素对人体的重要性不言而喻，是人体不可或缺的微量元素，与后代的智力密切相关。WHO推荐哺乳期妇女每天碘推荐摄入量为250μg，中国营养学会推荐哺乳期每天碘摄入总量为240μg。按照每天碘盐摄入量5g计算，每天通过食盐摄入碘量约为100μg。因此，哺乳期妇女如果要达到每天240μg的碘推荐摄入量，还需要增加含碘丰富的食物，如海产品。可提供碘的常见食物（推荐量）有海带（120g）、紫菜（3g）、贻贝（40g）、海鱼（50g）。哺乳期碘可耐受最高摄入量为每天600μg，一般每周摄入1～2次富含碘的海产品不会导致碘超量而引发疾病。婴儿需要从乳汁中获得碘，所以哺乳期需要重视碘的补充。

（3）维生素A

维生素A主要在上皮细胞增殖修复、基因表达、视觉系统、免疫系统和生殖系统等发挥广泛的作用。哺乳期妇女乳汁中维生素A的含量与乳母膳食密切相关，成熟乳中维生素A含量平均约为

40μg/100ml。哺乳期妇女吸收、储存和分泌维生素A的效率约为70%，考虑到安全性，将补充量范围扩大20%，每天维生素A补充量应达到1260μg RAE。为提高乳汁中维生素A的含量，满足婴儿的生长发育需求，哺乳期女性应多选择富含维生素A的食物，如动物肝脏、蛋黄、奶类，以及深绿色和红黄色蔬菜水果等。其中，动物性食物中的维生素A为视黄醇，可被人体直接吸收利用，应作为优先选择。每周增加1~2次猪肝（总量85g）或鸡肝（总量40g），即可达到维生素A推荐摄入量。

以上列举的是哺乳期需要注意的几种营养元素，也是《中国居民膳食指南》(2022)中5条核心推荐中提到的微量元素。只有通过合理的膳食补充所需的营养元素，哺乳期妈妈才能更快地恢复，给宝宝提供全面的营养。

▷ 14. 哺乳期如何科学喝汤？

产妇在分娩过程中会失去大量体液，并且在产后基础代谢率升高，导致产褥期出汗较多。此外，她们还需要分泌乳汁来喂养婴儿，因此对水分的需要量远高于普通人。体内水分不足会导致奶量的下降，因此产后需要注意水分的补充。中国传统习俗中，对于喝汤情有独钟。"坐月子"期间需要多喝汤汤水水，既有营养，又能补充水分，也有助于母乳喂养。那么，怎样做到科学喝汤呢？

首先，产后不宜立即大量喝汤。很多产妇及家属会认为产后早点开始喝汤，有利于产后及早下奶，为哺乳做准备。这种想法并不科学。因为产后1~2天内机体组织中潴留的水分会返回血液循环，使血容量增加。如果产后立即喝大量的汤水，水分被消化道吸收后进入血液循环，会增加心脏及肾脏的负担。同时，刚出生的宝宝的需乳量相对较少，过早过多地喝汤会导致乳汁淤积，反而会造

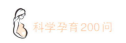

成乳房肿胀,增加罹患急性乳腺炎的风险。

第二,餐前喝汤可能会导致食量减少,从而达到减肥的目的。但是,对于哺乳期妇女来说,应该注重全面的营养并适当增加能量补充,而不是减少食量。因此,在餐前不要喝太多汤水。建议在餐前喝半碗至一小碗汤,等到吃八九成饱后再喝一碗汤。

第三,喝汤同时也要吃肉。在大部分中国人的观念里,肉汤鲜美,大部分营养在汤中,其实不然。汤里面90%以上是水分,且富含脂肪和嘌呤,大部分的营养和蛋白质还是在肉里面。肉汤的营养只有肉的1/10。因此,喝汤需要连肉一起吃才行。

第四,不宜喝多油浓汤。许多人认为老母鸡汤、猪蹄汤、排骨汤等浓汤富含营养,并且有助于下奶。然而,事实是太浓、脂肪太多的汤不仅会影响产妇的食欲,过多的脂肪还可能导致微量元素吸收受阻,甚至可能引发婴儿脂肪消化不良性腹泻。因此,在制作汤品时,尽量选择脂肪含量较低的食材(如鱼类、瘦肉、去皮的禽类等),也可以选择蛋花汤、豆腐汤、蔬菜汤、面汤、米汤等。

此外,根据不同地方的习俗,可以加入一些有助于"补气血"的煲汤材料,如红枣、红糖、猪肝等。同时,还可以加入一些对催乳有帮助的食材,如通草、黄豆、丝瓜、花生等。

▷ 15. 如何预防产后体重滞留?

分娩后如何恢复身材一直是产后女性关心的话题。不想"大妈"身材,不想产后体重滞留,想拥有凹凸有致的身材,产后该怎样科学减重呢?

产后超重或肥胖的原因主要有两个方面:一方面,孕前超重或肥胖,或是孕期增重过多;另一方面,与产后体重滞留有关。想要产后恢复健康的身材就需要进行自我体重管理,包括监测和评估产后体重,以及采取合理膳食和适宜的产后运动等综合措施,使产后BMI恢复到18.5～23.9kg/m²。产后1年是体重恢复的关键时期。研究显示,产后6个月左右恢复到孕前体重的女性,其后续10年超重的风险会降低。但产后减重也要适度,过快过猛地减重会影响到母乳的分泌及产后恢复。产后体重每周下降0.5kg是安全且有效的。

产后母乳喂养有助于产后体重恢复。多项报道显示,产后母乳喂养有利于产后减重,母乳喂养时间较长的产妇身材恢复更好。研究显示,随乳汁消耗的能量平均每天可达650kcal,至少6个月的纯母乳喂养有助于孕期储存脂肪的消耗。

产后减重与平日里减重一样,需要合理膳食和适宜的身体活动,两者结合、综合干预是产后体重管理最安全有效的措施。低强度身体活动水平的产后哺乳者每天能量推荐摄入量为2100kcal,未哺乳的产后女性每天能量推荐摄入量为1700kcal。避免食用过度加工的食物,如蛋糕、面包、薯片等,多食用富含纤维素的食物,限制高糖食物。产后饮食需要做到食物多样、不过量。

在进行产后运动时,需要循序渐进,注意感受自己的关节。由于孕期雌激素和松弛素的影响,包括骨盆韧带等多处关节韧带会松弛,从而有助于顺利分娩。分娩结束后,这种影响仍然存在。产后运动时,需要关注全身各处关节是否有不适感。若感不适,请及时停止并更换运动方式。如果仍然不能缓解,请及时就医。

产后还需做到充足的睡眠,避免久坐久站,愉悦心情,才能促进机体恢复,保持健康体重,减少产后并发症的发生。

▷ 16. 产后运动怎么做?

适宜的产后运动不但可以让机体更快地修复,还能减少产后

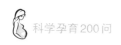
并发症的发生,减轻产后抑郁,提高自身免疫力等。那么,如何科学开展产后运动呢?

(1)尽早下床活动

分娩后尽早下床活动,有利于胃肠蠕动并促进胃肠功能的恢复,有助于促进血液循环,预防血栓形成,并且可以促进恶露排出。经阴道自然分娩的产妇,产后6~8小时就可下床活动了。剖宫产的产妇术后6小时可以在床上翻身,术后24小时拔除尿管后就可以下床活动了。在第一次产妇下床活动时,必须有家人陪同或搀扶,避免眩晕或摔倒。产后第一次下床做到"三部曲":床上坐稳半分钟→床沿坐稳半分钟→床边站立半分钟,若没有不适,可在家人搀扶下在房间内适当缓慢行走。若出现不适,须躺下休息观察。如仍不能缓解,须呼叫医护人员查找原因。

(2)产后运动方式

产后运动的方式可以依据个人的兴趣和身体状况来选择,如腹式呼吸、卧位体操、有氧运动、瑜伽和盆底肌肉锻炼(Kegal训练)等。在产后的前4周,应逐步进行呼吸功能训练和肌力训练,以低强度运动为主,这可以提高产妇自身的心肺功能。在产后4~6周,可以开始规律的有氧运动,运动量根据自身身体状况及耐受程度来调整。"坐月子"期间,产妇可通过做产褥期保健操进行产后运动。

产褥期保健操的具体做法如下。

第1节:仰卧,深吸气,收腹部,然后呼气。

第2节:仰卧,两臂直放于身旁,进行缩肛与放松运动。

第3节:仰卧,两臂直放于身旁,双腿轮流上举和并举,与身体呈直角。

第4节:仰卧,髋与腿放松,分开稍屈,脚底放在床上,尽力抬高臀部及背部。

第5节:仰卧起坐。

第6节:跪姿,双膝分开,肩肘垂直,双手平放床上,腰部进行左右旋转动作。

第7节:全身运动,跪姿,双臂支撑在床上,左右腿交替向背后高举。

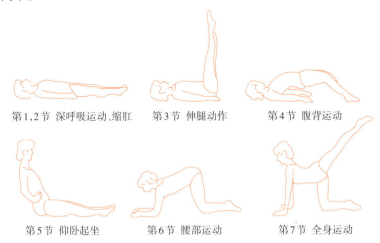

第1,2节　深呼吸运动、缩肛　　第3节　伸腿动作　　第4节　腹背运动

第5节　仰卧起坐　　　第6节　腰部运动　　　第7节　全身运动

自然分娩的正常产妇一般在产后第2天就可以开始产褥期保健操,每1~2天增加1节,每节做9~16次,进度不宜过快,最好能让专业人员评估后再开展。若有腹直肌分离,不适宜做第5节仰卧起坐运动。剖宫产的产妇应根据自身情况进行,或于6~8周医院产后复查后再逐渐增加运动强度。产褥期保健操是一项会消耗一定体力、调动全身肌肉的运动,因此,不是所有产妇叫以参与。

(3)产后运动注意事项

产后开始运动前需要先做5~10分钟的热身运动;运动前最好先给孩子喂奶,避免运动时乳胀引起的不适;运动时着装舒适,胸罩应有支撑能力,避免摩擦乳房或受到重力牵拉、挤压;运动过程中适当补水,每运动15~20分钟可以补充100ml水分,出汗较多的

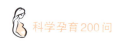

产妇可以补充一些电解质饮品;产后锻炼一定要适度,不可冒进,根据自身状况循序渐进;如果出现了任何部位的疼痛不适,如阴道流血、头痛、头晕、恶心呕吐、呼吸短促、极度疲劳等,应立即停止运动。

只有科学的产后运动才能帮助产后妈妈们尽早恢复身材,并获得更多的健康效益。

▷ 17. 产后何时可以开始性生活?

和谐的性生活可以促进夫妻感情,有利于建立稳定的家庭关系。临床中会遇到在"坐月子"期间,恶露还未干净的情况下,就已经开始性生活的夫妻;也遇到过产后1年多了,因为各种原因没有性生活或拒绝性生活的夫妻。产后何时可以开始性生活?性生活太早会不会影响到产妇的身体恢复?这些是大部分产后夫妻所面临的困扰。

一般情况下,建议产后42天进行检查后,在没有发现异常情况下,可以开始性生活。但每位产妇存在个体差异,在开始性生活前,需要考虑以下几点因素。

(1)恶露和阴道流血情况

当恶露还没有干净的情况下,或者有阴道流血的情况下开始性生活,会增加生殖道感染的风险,增加罹患阴道炎、子宫内膜炎、盆腔炎等疾病风险。过早地开始性生活会延缓产妇的身体恢复,影响后续的性生活质量。

(2)会阴缝合伤口的愈合情况

大部分的产妇在阴道分娩过程中可能存在会阴侧切或会阴撕裂的现象,为了促进会阴伤口的良好对合,助产士会进行会阴伤口的缝合。一般情况下,采用可吸收线进行会阴伤口的内缝合,无需拆线,愈合时间为7～14天。过早性生活可能增加会阴伤口感染的风险。性生活时如果动作过于粗暴,可能存在会阴伤口再次裂开或血肿的风险。因此,一般建议,在产后42天到医院进行检查,确保会阴伤口已经完全愈合后再进行性生活。

（3）产妇的全身状况及心理状态

哺乳期女性可能因为低雌激素水平性欲下降,对性生活提不起兴趣,也可能在产后忙于照顾婴儿,日夜作息颠倒,处于疲惫不堪的状态。这时,若不顾及产妇的全身状况及心理状态进行性生活,会使产妇出现抵触情绪,造成性生活质量的下降,变成恶性循环。在产后的这段时间里,丈夫一定要多理解并支持鼓励产妇,力所能及地分担一些婴儿照护或家务,和谐、融洽的夫妻关系才能有高质量的性生活。

夫妻之间多沟通、多交流、多理解,良好的家庭氛围有利于促进夫妻感情。如果在产后性生活时,出现了阴道漏气、阴道松弛、性交痛等不适时,请及时到医院进行评估,可能是盆底肌出现了问题,需要专业医生处理。

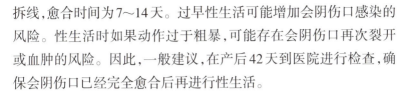

▷ 18. 产后如何科学避孕?

有很多夫妻在产后会有这样的误区:"我正处于哺乳期,没有来月经,就算性生活不采取避孕措施,应该也不会怀孕""我第一胎怀孕很艰难,做的试管婴儿,产后肯定也不容易怀孕,不用避孕"……

很多夫妻在产后抱着这样的侥幸心理,而出现了许多非意愿妊娠。部分产妇可能会出现宫外孕等,需要进行人工流产或手术治疗,给产妇身体带来不必要的伤害。因此,产后夫妻一定要有避孕意识,避免产后短期内意外妊娠。

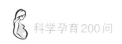

产后恢复排卵的时间、产后月经恢复的时间与是否哺乳有相关性。未哺乳的女性,一般在产后10周左右恢复排卵,在产后6～10周月经复潮。哺乳期女性因为受到催乳素等激素的影响,部分女性会出现哺乳期间月经一直不来潮的现象。一般情况下,哺乳期女性在产后4～6个月恢复排卵。产后月经较晚复潮者,在首次月经来潮前往往有排卵。因此,就算产后月经未复潮,但仍有可能受孕。

产后1年内进行人工终止妊娠,会增加子宫损伤、出血、感染、宫腔粘连的风险。那么,产后应该采取怎样的避孕措施呢?

哺乳期女性适合工具避孕,如避孕套等。未哺乳者可选用药物避孕,如去氧孕烯炔雌醇片(复方口服避孕药)等。采取何种避孕措施,也与是否准备"生二胎"或"生三胎"的意愿相关。

对已完成生育计划的夫妻,或者患有严重的内外科疾病不适宜再次妊娠的夫妻,可采用长效避孕措施,包括女性输卵管结扎手术或男性输精管结扎手术等,也可采取工具避孕或放置宫内节育器等。

对2年后才有生育计划的夫妻,建议使用长效可逆的避孕措施。哺乳期女性可采用避孕套,工具避孕需正确使用及全程佩戴。未哺乳女性可在产后3周后使用复方口服避孕药,或皮下埋置剂、长效避孕针剂等方式避孕。

使用安全期避孕、体外排精等方法避孕的夫妻请注意,这些方法避孕效率比较低,避孕失败高。性生活后口服紧急避孕药,对女性身体及卵巢功能会有一定的影响,也存在避孕失败的概率,不推荐为常规避孕措施。

谨记,没有无伤害的流产!科学采取避孕措施,是保护女性生育力的有力措施。希望已经成为妈妈的女性朋友们,关爱自己,要爱,不要"伤害"!

▷ 19. 做个快乐的妈妈——产后心理保健

产后妇女在心理和生理上经历着巨大的变化,产妇分娩后不但承受着身体上的不适,还要去适应和学习照护宝宝。如果产后妇女不能很好地去适应这些改变,没有进行良好的心理调适,就有可能会出现产后抑郁。产后抑郁不仅对产妇的身心健康产生严重影响,还会严重影响婴幼儿行为、智力和情绪发育。产后抑郁的发生率并不低,据相关报道,我国产后抑郁发生率为3%~20%,且呈逐年增长的趋势。

(1)为什么会发生产后抑郁呢?

产后抑郁的发病机制目前尚不明确,可能与产妇心理因素、社会因素及产后体内激素水平下降有关。有研究显示,产后抑郁可能与产妇教育水平、家庭关系、婆媳关系、孕期抑郁状态、产时心理状态、配偶文化程度有关。产褥期抑郁多在产后2周内发病,产后4~6周症状明显,病程可持续3~6个月,甚至1年。再次妊娠的复发率约为20%。因此,如果第一胎分娩后出现产后抑郁症,生第二胎后发生产后抑郁的可能性会比一般产妇的发生率要高。

(2)产后抑郁症会有哪些临床表现呢?

根据国际疾病分类第10版(ICD-10)中的抑郁症诊断标准,抑郁发作的核心症状为情绪低落、兴趣及愉快感缺乏、精力或体力下降这三方面。抑郁发作的附加症状包括焦虑、集中注意和注意的能力降低、自我评价和自信降低、自罪观念和无价值感、认为前途暗淡悲观、自伤或自杀的观念或行为、睡眠障碍、食欲下降等。抑郁发作一般持续至少两周。产妇一定要学会自我观察,丈夫及家属也需要关注产妇的情绪变化。当出现以上症状时,请及时就医。

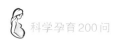

（3）如果出现产后抑郁症状，该怎么办？

①正视产后抑郁。产后抑郁往往会给孕产妇及家属带来羞耻感，觉得抑郁症就是精神病，不愿意被扣上有病的帽子。很多人会讳疾忌医，避讳谈论产后抑郁，不愿意到正规医院进行检查。治疗产后抑郁的第一步就是承认自己患病。产后抑郁就像我们日常感冒发烧一样，只有承认自己患病，日常生活中自我觉察到持续的异常情绪的存在，才会主动寻求专业医生的帮助，才能积极配合医生的治疗。

②家庭支持很重要！研究显示，来自丈夫及父母的陪伴及支持，能够显著地降低产后抑郁的发生。作为产妇的家属，尤其是丈夫，一定要多关注产妇的情绪变化，多关心支持产妇，多分担婴儿照护。作为家属，在产妇坐月子期间，多分担一些家务，照料产妇的饮食起居，让产妇充分休息，才能让产妇更快地恢复身心健康。作为产妇本人，也可以找个女性朋友或家属作为倾诉对象，一起来分享产后的喜怒哀乐，多学习一些育儿相关知识，调整自己的作息，适宜舒服并可以照料新生儿。

③预防产后抑郁。因为孕产妇心理状态对母儿健康的重要性，目前围产期抑郁症越来越受到社会的关注，孕产妇的心理筛查和评估也作为常规的围产期保健内容。在2021年发表的《围产期抑郁症筛查与诊治专家共识》中提到，仅围产期抑郁症的筛查就能使孕产妇受益，包括提前发现围产期抑郁症、降低母儿不良事件发生等。在《孕产妇心理健康管理专家共识（2019年）》中提到，通过各种方式的孕产妇心理健康促进工作，可帮助孕产妇达到身心的最优状态，提高生活质量，增强适应环境的能力。孕产妇及家属可以在孕期积极参加孕妇学校的课程，学习孕产期保健的相关知识，避免不必要的孕期及分娩时的焦虑。孕产妇在孕期学会情绪管

理、积极赋能、心身减压、自我成长等心理保健技术,对抑郁、焦虑、分娩恐惧等心理问题有较好的预防效果。

短期内出现产后抑郁产妇可以尝试自我调节,如果症状未见明显改善甚至加重的,一定要重视,及时至心理咨询门诊进行就诊咨询,必要时需要转专科门诊进行治疗。

▷ **20. 产后抑郁自我测评的心理量表**

爱丁堡产后抑郁量表(EPDS)和9个条目的患者健康问卷(PHQ-9)是目前临床上常见且应用广泛的围产期抑郁症筛查工具量表(表7-5和表7-6)。通过这两张量表的自我测评,产妇可评估目前的心理状态。量表只能用于围产期抑郁症的筛查,并不能作为抑郁症的诊断,若分数异常,请及时就医。

表7-5　爱丁堡产后抑郁量表(EPDS)

请仔细阅读以下题目,每个题目4个答案,选出其中1个最能反映你过去7天感受的答案。

1.我能看到事物有趣的一面,并笑得开心
(1)像以前一样——0分　　(2)不如以前——1分
(3)明显比以前少——2分　(4)完全不能——3分

2.我对未来保持乐观态度
(1)像以前一样——0分　　(2)不如以前——1分
(3)明显比以前少——2分　(4)完全不能——3分

3.当事情出错时,我无端地责备我自己
(1)大多数时候这样——3分　(2)有时候这样——2分
(3)很少这样——1分　　　　(4)从不这样——0分

4.我无缘无故感到焦虑和担心
(1)从来没有——0分　　(2)偶尔这样——1分
(3)有时候这样——2分　(4)经常这样——3分

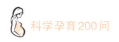

续表

请仔细阅读以下题目,每个题目4个答案,选出其中1个最能反映你过去7天感受的答案。

5.我无缘无故感到惊慌和害怕
(1)经常这样——3分　　　　(2)有时候这样——2分
(3)偶尔这样——1分　　　　(4)从不这样——0分

6.事情发展到我无法应付的地步
(1)大多数时候这样——3分　(2)有时候这样——2分
(3)很少这样——1分　　　　(4)从不这样——0分

7.我因心情不好而影响睡眠
(1)大多数时候这样——3分　(2)有时候这样——2分
(3)偶尔这样——1分　　　　(4)从不这样——0分

8.我感到难过和悲伤
(1)大多数时候这样——3分　(2)有时候这样——2分
(3)偶尔这样——1分　　　　(4)从不这样——0分

9.我因心情不好而哭泣
(1)大多数时候这样——3分　(2)有时候这样——2分
(3)偶尔这样——1分　　　　(4)从不这样——0分

10.我有伤害自己的想法
(1)经常这样——3分　　　　(2)有时候这样——2分
(3)偶尔这样——1分　　　　(4)从不这样——0分

　　备注:将每题的记分相加为总分。若总分在10~12分者,应在2~4周内重复测评爱丁堡产后抑郁量表,及时至心理门诊进行进一步评估和干预。若总分相加≥13分或第10项问题答案不是0分者,尽快至专科医院或综合性医院专科门诊进一步评估、诊断和干预。

表7-6　9个条目的患者健康问卷(PHQ-9)

请仔细阅读以下题目,每个题目4个答案,选出其中1个最能反映你过去2周内感受的答案。

1.做事时提不起劲或没有兴趣
(1)没有——0分 　　　　　　　　(2)有几天——1分
(3)一半以上时间——2分 　　　　(4)几乎天天——3分

2.感到心情低落、沮丧或绝望
(1)没有——0分 　　　　　　　　(2)有几天——1分
(3)一半以上时间——2分 　　　　(4)几乎天天——3分

3.感觉疲惫或没有活力
(1)没有——0分 　　　　　　　　(2)有几天——1分
(3)一半以上时间——2分 　　　　(4)几乎天天——3分

4.入睡困难、睡不安或睡得过多
(1)没有——0分 　　　　　　　　(2)有几天——1分
(3)一半以上时间——2分 　　　　(4)几乎天天——3分

5.食欲不振或吃太多
(1)没有——0分 　　　　　　　　(2)有几天——1分
(3)一半以上时间——2分 　　　　(4)几乎天天——3分

6.觉得自己很糟或觉得自己很失败,或让自己、家人失望
(1)没有——0分 　　　　　　　　(2)有几天——1分
(3)一半以上时间——2分 　　　　(4)几乎天天——3分

7.对事情的专注有困难,例如看报纸或看电视时
(1)没有——0分 　　　　　　　　(2)有几天——1分
(3)一半以上时间——2分 　　　　(4)几乎天天——3分

8.行动或说话速度缓慢到别人已经察觉? 或刚好相反,变得比平日更烦躁或坐立不安,动来动去
(1)没有——0分 　　　　　　　　(2)有几天——1分
(3)一半以上时间——2分 　　　　(4)几乎天天——3分

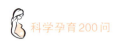

续表

请仔细阅读以下题目,每个题目4个答案,选出其中1个最能反映你过去2周内感受的答案。

9.有不如死掉或用某种方式伤害自己的念头

(1)没有——0分　　　　　　(2)有几天——1分

(3)一半以上时间——2分　　　(4)几乎天天——3分

　　备注:将每题的记分相加为总分。若总分<5分为正常。若总分为5~9分者,及时至心理门诊进行进一步评估和干预。若总分≥10分,尽早至专科医院或综合性医院专科门诊进一步评估、诊断和干预。

产后检查与盆底康复

产妇应做产后健康检查，异常产妇到原分娩医疗卫生机构检查。通过询问、观察、一般体检和妇科检查，必要时进行辅助检查，对产妇恢复情况进行评估。对产妇应进行心理保健、性保健与避孕、预防生殖道感染、纯母乳喂养6个月、产妇和婴幼营养等方面的指导。

▷ **1. 产后42天需要做哪些检查？**

十月怀胎，一朝分娩。妊娠和分娩对女性的身心带来了巨大影响。分娩后的6周是机体恢复至未孕状态所需的时间，一般称为产褥期。产褥期母体的修复涉及全身各个系统，包括生殖系统、循环系统、消化系统、泌尿系统等。对身体的有些恢复变化，产妇可以自我察觉，但有些恢复情况只能通过医院检查评估才能获知。产后6周左右，产妇应到正规的医院进行评估，了解身体的恢复情况。若发现异常状况，及时妥善处置，避免留下隐患。

产后42天到医院时，一般需做哪些检查呢？

（1）询问病情

医生通过询问产妇孕期及哺乳期情况，判断是否存在异常情况。在产后就诊时，如果产妇能够提供出院小结给医生参考，将更有助于医生全面了解并判断。

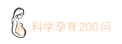

（2）专科检查

医生会给产妇测量血压、脉搏、体重，并查看切口（如剖宫产切口或会阴缝合处）的愈合情况；进行妇科检查，观察外阴、阴道、宫颈的恢复状况，通过按压子宫及双侧附件区，判断子宫大小、双附件区是否存在异常包块或疼痛。

（3）辅助检查

血常规、尿常规、白带常规、子宫附件超声等检查可帮助医生判断产妇是否存在贫血、炎症、宫腔残留等异常情况。若产妇孕期合并有血压、血糖、肝肾功能、甲状腺功能等异常情况，一般也需要在产后进行再次评估。

（4）盆底功能评估

医生可通过手测盆底肌力、盆腔器官脱垂定量（POP-Q）分期法、盆底三维超声、盆底肌电评估（Glazer评估）等检查方法，评估产妇盆底情况。

以上检查项目仅供参考，医生一般会结合医疗机构和产妇的实际情况进行调整。

▷ **2. 盆底功能很重要**

随着社会经济水平的发展，人们生活和文化水平的提高，越来越多的女性朋友们开始关注自己产后的盆底功能恢复情况。据统计，产后6周约有10%的女性存在尿失禁，约有42%的女性存在阴道前壁、阴道后壁或子宫脱垂，这些盆底疾病引起的临床表现严重影响女性的身心健康及生活质量。产后及时到正规医院进行专业的盆底肌评估，了解盆底肌相关功能情况，通过专业的康复训练及治疗，可以减少盆底功能障碍性疾病的发生。

那么盆底在我们人体中到底起到怎样的作用呢？

　　盆底是我们身体躯干的最低部位,由肌肉、筋膜、韧带、血管及神经等组织构成,就像一张吊床,支撑着盆腔内脏器,使其保持在正常的生理解剖位置上,并控制着机体的排尿、排便、性功能等。当盆底功能正常时,我们往往会忽略它的存在;当出现漏尿、器官脱垂、便秘、性生活障碍、盆底肌肉疼痛时,才会引起我们对盆底功能的重视。盆底功能受损虽然并不直接威胁女性的生命,但会严重影响日常生活和人际交往,难以启齿的临床症状让患者出现焦虑、自卑的情绪,逐渐造成社交障碍。盆底功能障碍性疾病甚至被称为"社交癌"。拥有健康的盆底功能,才能让女性更自信、更美丽。

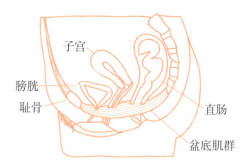

　　子宫
　　膀胱
　　耻骨
　　直肠
　　盆底肌群

▷ 3. 认识盆底肌

　　盆底肌对于很多人来说是陌生的,或许很多女性只有在孕期或分娩后出现了漏尿、盆腔器官脱垂等临床症状的时候,才关注到自己的盆底肌。那么,盆底肌在哪里,由哪些肌肉组成,又有哪些功能呢？让我们先来认识一下吧！

　　盆底肌,通俗地讲就是封闭骨盆的一组肌肉群,位于骨盆底部,为躯干的最低位置,承载着我们的内脏器官,有尿道、阴道和直肠贯穿其中。盆底肌由外向内可分为三层:外层、中层、内层。

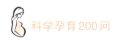
外层盆底肌包括了球海绵体肌、坐骨海绵体肌、会阴浅横肌及肛门外括约肌，主要分布在尿道口、阴道口和肛门口周围，通过收缩或放松，可以关闭或开放尿道口、阴道口及肛门口，主要负责排泄、括约功能、性功能。外层的盆底肌会合于阴道外口与肛门之间，形成会阴体。会阴体具有固定盆底、承托盆腔内脏器的作用，是阻止盆腔器官脱垂的最后一道防线。

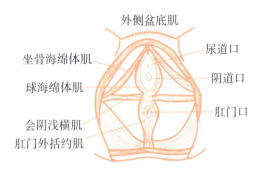

中层盆底肌由尿道阴道括约肌、会阴深横肌和覆盖其上下两面的尿生殖膈筋膜构成，有封闭泌尿生殖三角，加强盆底，协助承托盆底脏器的作用。

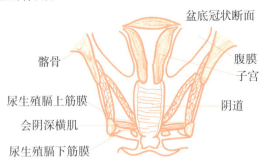

内层盆底肌由 1 对肛提肌和 1 对尾骨肌组成，是盆底最重要的支持结构。肛提肌是支撑盆腔脏器的主要力量来源，由前内向后

外依次分为耻骨阴道肌、耻骨直肠肌、耻尾肌和髂尾肌。尾骨肌协助肛提肌封闭骨盆,承托盆腔脏器,固定骶骨和尾骨。

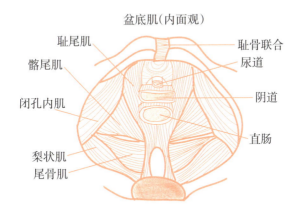

盆底肌(内面观)

盆底肌属于骨骼肌,受躯体神经支配,有持续的基础张力并能进行自主收缩。盆底肌肉根据肌肉纤维特点可分为Ⅰ型纤维和Ⅱ型纤维。

Ⅰ型纤维,又称为慢收缩纤维,或称慢肌纤维,其特点为收缩时间长且持久,不易疲劳,在耻骨阴道肌、耻骨直肠肌中占70%,耻尾肌中占90%,髂尾肌、尾骨肌中占68%,主要作用是维持盆腔器官在正常解剖位置上,一旦受损,会出现盆腔器官脱垂。

Ⅱ型纤维,又称为快收缩纤维,或称快肌纤维,其特点为阶段性收缩,快速短暂,易疲劳,以盆底浅层肌肉为主,主要作用是控尿、控便、维持阴道的紧缩度、增加性快感,受损后会出现相应的症状,如尿失禁、粪失禁、性功能障碍等。

这两种纤维往往混杂在一起,并不是隔离的、单独存在的。

由此可见,盆底肌由多层肌肉和不同肌纤维混杂构成。不同部位或不同类型的盆底肌受损,会导致不同的盆底疾病。认识盆底肌,有助于日常生活中对盆底功能的保护,以及对家庭盆底康复

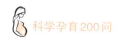

训练也有着积极的作用。

▷ 4. 盆底功能异常会出现哪些临床表现？

日常生活中，盆底肌看不到、摸不着，但盆底功能对于每位女性来说都尤为重要，它默默承托着膀胱、子宫、直肠等内脏器官，维持着盆腔器官的正常位置与功能。身体其他部位的肌肉可以在夜间睡眠时得到放松，只有盆底肌一直保持着一定的张力，24 小时保持着"工作状态"，堪比"劳模"。由于日积月累的工作，以及受到如妊娠、分娩、肥胖、便秘等各种因素的影响，盆底肌受到损害，会出现一系列的临床症状，此类疾病统称为盆底功能障碍性疾病（pelvic floor dysfunction，PFD）。盆底功能障碍性疾病对于女性来说，是一种常见病及多发病，尤其是在产后妇女和中老年妇女中发病率较高。盆底功能障碍性疾病会严重影响妇女的日常生活质量和身心健康。

当盆底功能受损时，可能出现五大临床症候群，包括排尿功能障碍、盆腔器官脱垂、排便功能障碍、性功能障碍和慢性盆腔痛。

排尿功能障碍主要包括各种类型的尿失禁，如压力性尿失禁、急迫性尿失禁、混合性尿失禁和膀胱过度活动症。尿失禁是指尿液不自主地流出，不能控制。根据流行病学统计，中国成年女性尿失禁的患病率约为 30.9%，换言之，中国将近 1/3 的女性正在受尿失禁的困扰。并且，尿失禁的患病率随着年龄的增长而增加，从 20～29 岁的 7.6% 到≥90 岁的 64.8%。

盆腔器官脱垂是由于盆底肌肉和筋膜组织薄弱或损伤，盆腔脏器下移而导致的器官位置及功能异常，如阴道前后壁脱垂、子宫脱垂等，主要症状为阴道口组织物脱出。中国成年女性盆腔器官脱垂的患病率为 9.56%，患病率随着年龄的增长而升高。

　　排便功能障碍包括大便失禁和功能性便秘。中国女性总体大便失禁的患病率为0.54%。因临床症状难以启齿，患者更倾向于隐瞒病情，因此大便失禁的发病率远远被低估。

　　性功能障碍涵盖了性欲低下、性唤起障碍、性高潮障碍、性交疼痛障碍这4个方面。中国20～70岁女性中性功能障碍的发病率约为29.7%，其中糖尿病、肿瘤、盆腔炎和盆腔器官脱垂等显著增加了性功能障碍的发生率。

　　慢性盆腔痛是指持续6个月或更长时间的非周期性疼痛，引起盆腹腔多器官功能异常，影响患者社会行为和生活质量。其发病原因极其复杂，可来源于生殖系统、泌尿系统、消化系统、运动系统、神经系统等疾病。慢性盆腔痛的患病率因地而异，变化范围较大（5.6%～30.9%）。

　　盆底功能障碍性疾病严重影响女性的日常生活。如果出现了上述的临床症状，一定要意识到可能盆底功能出现了问题，须及时就医评估，切不可忽视大意。及早诊断并治疗盆底功能障碍性疾病，对提高女性的生活质量有着积极作用。

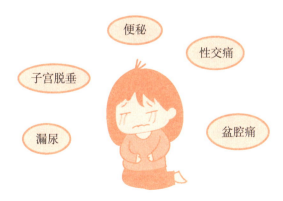

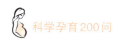

▷ 5. 妊娠及分娩对盆底会有哪些影响？

从受精卵的形成，到十个月后宝宝的出生，这段特殊的时光对每个女性来说都是一段难忘的人生经历。怀胎十月，随着体内雌激素、孕激素水平的升高、子宫的不断增大、胎儿及其附属物的不断增重，每位准妈妈都承受着身体各系统的变化及其带来的不适。在迎接新生命诞生的同时，承载着分娩阵痛、宫口开十指、会阴撕裂或侧切等十级剧痛。无论是妊娠还是分娩，都对女性的盆底功能带来了巨大负担及后期影响。那么，具体表现在哪些方面呢？

（1）腹内压的增加

非孕期的子宫重量只有50~70g，容量约5ml。随着妊娠的进展，胎儿、胎盘及羊水逐渐形成并发育，到足月时，子宫的容量约是非孕期的1000倍，子宫的重量约为非孕期的20倍。子宫从一枚小小的"鸡蛋"变成了一个大大的"西瓜"。而盆底肌像一张"弹簧吊床"，一直默默地承载着"生命"的重量。

（2）重力轴的改变

非孕期的子宫一般呈前倾前屈位，子宫纵轴与阴道纵轴呈90°至100°，着力点一般在骶骨与尾骨的方向。在孕期，随着子宫的体积及重量的不断增大，子宫的着力点逐渐前移，慢慢变成垂直于生殖裂隙；盆底肌受到长时间的压迫，过度伸展，慢慢导致盆底肌的收缩力、肌张力下降，引起可逆或不可逆的损伤。

妊娠前后重力轴对比

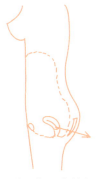
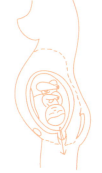

a.非孕期重力轴向　　　　　b.妊娠后重力轴向

（3）妊娠激素水平的变化

胎盘会分泌蛋白类激素和甾体类激素，以满足胎儿生长发育需要。孕期雌三醇的分泌水平是非孕期的1000倍，雌二醇及雌酮的分泌量是非孕期的100倍。孕激素的分泌也远远高于非孕期。雌激素、孕激素对盆底肌肉、神经和结缔组织的重塑发挥了重要的作用。目前，大多数的研究支持雌激素对盆底组织起到了一定的保护作用。但是，孕期增加的松弛素对盆底的影响更显著。松弛素主要能降低子宫肌肉的敏感性，抑制子宫收缩，维持妊娠；同时，松弛素作用于结缔组织，使其软化，促进分娩。研究发现，孕期松弛素水平增高与盆底功能障碍性疾病的发生呈正相关。高水平的松弛素易导致尿失禁、阴道壁脱垂等盆底疾病的发生。

（4）不同分娩方式对盆底的影响

分娩方式有两种，即阴道分娩和剖宫产。

阴道分娩对盆底的影响主要是一种机械性损伤。在阴道分娩过程中，为了使胎儿顺利通过产道，盆底肌肉极度拉伸、扩张，在这过程中可能损伤部分盆底肌肉和神经，引起会阴张力下降，导致产后盆底功能障碍性疾病的发生。

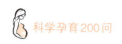

　　剖宫产是否能保护盆底功能是目前学术界讨论的热点问题。大部分的调查研究显示,选择性剖宫产对盆底肌,特别是肛提肌,有一定的保护作用,可以降低部分盆底功能损伤的风险,但是不能完全避免产后压力性尿失禁的发生。并且剖宫产对于母婴均有一定的危险,因此,不提倡以保护盆底为理由而选择剖宫产。是否行剖宫产,需要结合产科因素、评估母儿风险等综合考量后决定。

　　(5)再次妊娠对盆底功能的影响

　　随着全面三孩政策的实施,再生育妇女人群的增多,同时再次妊娠的风险也相应增加,包括盆底功能障碍性疾病的发生风险。再妊娠女性因年龄、营养状况、盆底肌功能状态的弱化、胶原蛋白减少等风险因素的增加,发生孕期及产后盆底功能障碍性疾病的风险远远大于初次妊娠女性。有研究报道,第一次、第二次、第三次分娩后盆腔器官脱垂的风险分别为12.8%、18.4%、24.6%。多次分娩对于盆底的损伤也起到了叠加作用。

　　因此,妊娠和分娩对盆底功能的影响不容忽视。孕期合理饮食,适当运动,减少妊娠并发症的发生;分娩时注重对盆底组织的保护;产后及时至医院进行盆底的评估及康复治疗,这些对保护女性的盆底功能有着重大意义。

▷ 6. 尿失禁的常见类型有哪些?

　　尿失禁是一种产后常见的盆底功能障碍性疾病,指尿液不自主地从尿道口流出的现象。尿失禁给患者的工作生活及个人卫生等带来了困扰。常见尿失禁可分为压力性尿失禁、急迫性尿失禁和混合性尿失禁。

　　压力性尿失禁是指喷嚏、咳嗽、大笑或运动等腹压增高后尿液不自主地流出。中国成年女性中压力性尿失禁的患病率为18.9%,

40～55岁是压力性尿失禁的患病高峰期。分娩、年龄、肥胖、便秘、饮酒、有慢性咳嗽等呼吸系统疾病史等都是压力性尿失禁发病的高危因素。

根据压力性尿失禁的严重程度可分为轻度、中度、重度。

轻度：在剧烈压力下出现尿失禁，如咳嗽、打喷嚏时发生。

中度：在中度压力下出现尿失禁，如快速行走，上下楼梯时发生。

重度：在轻度压力下出现尿失禁，如站立时发生。

急迫性尿失禁是指有强烈的尿意后，尿液不受意志控制而不自主地经尿道口漏出的现象。中国成年女性中急迫性尿失禁的患病率为2.6%。发病原因主要与逼尿肌的过度活动有关，部分可由神经系统疾病导致，也可由膀胱出口梗阻、炎症、膀胱肿瘤的浸润、结石、异物等引起，也有部分患者病因不明。患者多伴有尿频、尿急、夜尿增多，主诉多为"我憋不住尿"或是"我还没来得及到厕所就尿裤子上了"。

混合性尿失禁既有压力性尿失禁的症状，也有急迫性尿失禁的症状，是老年女性最常见的尿失禁类型。在中国女性中混合性尿失禁患病率仅次于压力性尿失禁。混合性尿失禁的治疗比单纯性尿失禁治疗更加复杂。

根据研究显示，在不同的妊娠阶段，尿失禁的发病率是不同的，在孕晚期压力性尿失禁的发病率达最高点，产后逐渐下降。产后6年，阴道分娩和剖宫产的妇女患尿失禁的比例无明显差异。由此可见，剖宫产并不能作为预防尿失禁发生的措施。产后1年内及时进行盆底康复训练，对压力性尿失禁的治疗有效率达30%～60%。

发生尿失禁不要恐慌，摆正心态，产后及时至医院进行盆底康复治疗，可以有效缓解尿失禁症状。

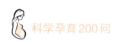

▷ **7. 产后盆底康复的黄金时间**

盆底疾病重在预防，在产后的黄金时间及时进行盆底肌评估及盆底康复，可以事半功倍，防患于未然。应根据产后不同的时间点，结合产妇的自身情况，制订个性化的康复方案。

（1）产后42天内

产后42天是子宫复旧的时间，这期间内会有反复的恶露出现，一般42天内不能进行器械辅助的盆底康复治疗。可在产后2周后进行凯格尔运动，循序渐进，不可操之过急。如果出现产后的尿潴留，需要及时至医院进行处理。

（2）产后42天至产后3个月

该时期是盆底康复的黄金时间，需至医院盆底康复门诊进行全面的盆底评估，遵循整体康复原则，通过电刺激、磁刺激、生物反馈及家庭康复治疗等措施，全面综合地进行盆底康复。有条件者，可以在家庭康复治疗中使用阴道哑铃来做辅助训练。

（3）产后3个月至产后1年

该时期是盆底康复的理想时间。如果已经在产后3个月内进行盆底康复治疗，那么该时期是盆底康复疗效的评估、随访和巩固时期，可补充并强化盆底功能。但是，可能部分产妇在3个月内因家庭因素或个人因素无法及时至医院得到全面评估及康复，在产后3个月至产后1年内才进行康复训练，该时期的康复疗效仍比较理想，早治疗早康复。

（4）产后1年及以后

产后1年及以后仍是盆底康复的有效期。只要开始正确的盆底康复锻炼，并坚持不懈，都会有相应的效果。只是这个阶段进行康复所需的时间会更长一些。

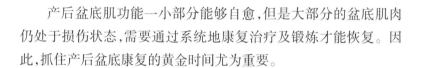

产后盆底肌功能一小部分能够自愈,但是大部分的盆底肌肉仍处于损伤状态,需要通过系统地康复治疗及锻炼才能恢复。因此,抓住产后盆底康复的黄金时间尤为重要。

▷ **8. 怎样进行盆底肌的评估?**

随着生活水平的提高及卫生知识的普及,人们对于自身健康的关注程度和对生活质量的追求越来越高。随着对盆底功能障碍性疾病的了解,部分女性已认识到盆底功能早诊断、早干预的重要性,并到医院进行盆底功能的评估与筛查,通过专业的评估,了解自己的盆底功能状况。对于产后42天恶露干净的产妇,有漏尿、盆腔器官脱垂等盆底功能障碍的患者,围绝经期妇女,人流术后女性,盆腔手术后3月的女性,除了常规的检查外,推荐行盆底功能的评估。目前盆底功能评估的方法有很多,以下是临床上常见的几种评估方法。

(1)手测盆底肌力

通过手测盆底肌力,可以初步判断被检查者盆底肌的收缩和放松状态,根据盆底肌收缩强度及持续的时间测定盆底肌力,判断盆底功能。该方法至今已应用20多年。被检查者需先排空大、小便,躺在妇检床上,双腿屈膝,两膝弯曲外转。医生会将右手中指及食指放入被检查者阴道内4～6cm处,用口令指导被检查者做缩肛运动,以收缩持续时间和连续完成次数来分级,分别评估快肌(Ⅱ型纤维)和慢肌(Ⅰ型纤维)的肌力,以0～5级来表示,分数越高,肌力越好。无性生活的女性、月经期或阴道流血者不能进行手测盆底肌力检查。

(2)盆腔器官脱垂定量分期法

盆腔器官脱垂可以分为阴道前壁脱垂、子宫脱垂、阴道后壁脱

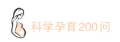

垂。对于脱垂的位置和程度,医生利用盆腔器官脱垂定量(POP-Q)分期法进行评估。POP-Q分期将盆腔分为前盆腔(阴道前壁、膀胱、尿道)、中盆腔(阴道顶端、子宫)、后盆腔(阴道后壁、直肠)三个腔隙,每个腔隙用两个坐标点来表示。POP-Q分期以处女膜缘为参考点。脱垂位置在处女膜缘以上,也就是还在盆腔里的,用负数表示;脱垂位置在处女膜缘以外,也就是在盆腔外面的,用正数表示。再测量三条径线(阴裂长度、会阴体长度、阴道长度)作为参考。利用这6点3线画出九宫格来表示脱垂程度。

(3)盆底三维超声

目前,盆底三维超声是一项性价比较高的影像学检查,可以用来动态观察盆底解剖结构的改变,检查无辐射,可重复性高,数据可靠。产后42天检查时,做个盆底三维超声检查,不但能观察到子宫复旧情况,还可以从静态图像观察盆底解剖结构,从动态图像观察盆腔脏器及肌肉变化。盆底三维超声可用于产后盆底功能障碍的早期诊断,盆腔器官脱垂程度的判断,盆腔康复治疗或手术前后的疗效评估,还可发现隐匿性的肛提肌裂伤。盆底三维超声检查需要避开月经期,检查前排空大、小便,检查时需要做缩肛运动和瓦尔萨尔瓦(Valsalva)动作(屏气排便的动作)。

(4)盆底肌电评估(Glazer评估)

盆底肌电评估(Glazer评估)是将阴道电极片放入检查者的阴道内,通过一系列盆底肌的收缩放松等运动,采集静息状态下及运动状态下的盆底肌表面电信号,转化为具体数值,判断盆底肌的收缩力、耐力、协调性和肌紧张度的一种无创检查。一共5个步骤:前静息状态(盆底肌放松1分钟)、快速收缩阶段(5次快速收缩,每次收缩前放松10秒)、紧张收缩阶段(5次持续收缩和放松,收缩10秒,放松10秒)、耐力收缩阶段(持续收缩60秒)、后静息阶段(盆底肌放松1分钟）。通过上述一系列的收缩放松运动,可以判断盆底肌的情况,为盆底康复制订治疗方案提供可靠的依据。Glazer评估也可判断盆底肌收缩的方法是否正确,在做缩肛运动时是否有腹肌的参与。无性生活者、有阴道流血或炎症的患者不能做Glazer评估。手测盆底肌力结果和Glazer评估结果具有相关性,两者结果可以互相参考。

盆底肌评估除了上述的4种方法外,还包括盆腔CT、磁共振等,但临床上的应用不如上述4种评估广泛。科学全面地评估盆底肌,可以让检查者充分了解自己盆底肌的状况,也可为盆底康复治疗提供可靠的依据。

▷ 9. 自我测试盆底肌——盆底康复相关问卷

因盆底功能障碍性疾病常见的临床表现为尿失禁和盆腔器官脱垂,下面列举了3张盆底功能症状的常见问卷,可根据自身具体临床表现,选择相关问卷进行自评(表8-1至表8-3)。

(1)尿失禁影响问卷简版(IIQ-7)

填表说明:以下这些问题涉及您生活的几个方面,它们可能受尿失禁的影响或因尿失禁而改变。请在每道题的后面把最符合您自身情况的勾选出来。

评分说明:按影响程度分为"没有影响、有一些影响、相当影响、非常影响"4级,对应0、1、2、3分。

计分方式:计算7个问题的平均分,用平均分乘以100/3,得到一个0~100之间的数值,即为本表得分,得分越高,影响程度越高。

请测试一下,尿失禁是否影响到您?

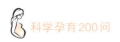

表8-1　尿失禁影响问卷简版（IIQ-7）

尿失禁影响	没有影响	有一些影响	相当影响	非常影响
1.做家务事,如做饭、打扫卫生、洗衣服				
2.体力活动,如散步、游泳或者其他体育锻炼				
3.娱乐活动,如看电影或者去听音乐会之类的				
4.乘坐汽车或公交车离家30分钟以上				
5.对家庭以外社交活动的参与程度				
6.情感健康,如神经紧张或者情绪低落之类的				
7.感到沮丧				

（2）尿失禁生活质量问卷（I-QOL）

填表说明：此问卷为评估女性尿失禁患者生活质量的自评量表。

评分说明：分为"完全如此、常常如此、有时这样、很少这样、从未如此"5个等级,分别对应1、2、3、4、5分。

计分方式：最后评分=（合计分-22)/88×100,得到一个在0～100之间的数值,得分越高,生活质量越高。

表8-2 尿失禁生活质量问卷(I-QOL)

尿失禁使您有以下困扰吗?	量化评分				
	完全如此	常常如此	有时这样	很少这样	从未如此
1.我害怕不能及时赶到厕所					
2.我担心咳嗽/打喷嚏时会尿失禁					
3.担心会有尿失禁,我从座位上起立时会分外小心					
4.在新环境中,我特别注意厕所的位置					
5.尿失禁等问题使我觉得很沮丧					
6.尿失禁等问题使我不能外出过久					
7.尿失禁等问题使我放弃了很多想做的事情,感觉沮丧					
8.我担心旁边的人会闻到我身上的尿味					
9.我总担心会发生尿失禁等问题					
10.我经常去厕所小便					
11.每次做事前我都得考虑周到,避免尿失禁带来麻烦					
12.我担心随着年龄的增长尿失禁等问题会更加严重					
13.因为尿失禁等问题,夜间我几乎没有正常的睡眠					
14.我担心因尿失禁等问题出现尴尬场面或受到羞辱					
15.尿失禁等问题使我觉得自己不是一个正常人					
16.尿失禁等问题让我觉得很无助					

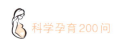
续表

尿失禁使您有以下困扰吗?	量化评分				
	完全如此	常常如此	有时这样	很少这样	从未如此
17.尿失禁等问题使我觉得生活乐趣变少了					
18.我担心尿失禁时弄湿衣物					
19.我觉得我没法控制膀胱了					
20.我很注意喝什么、喝多少,以避免发生尿失禁等问题					
21.尿失禁等问题限制了我挑选衣物					
22.尿失禁等问题使我对性生活有顾虑					

（3）盆底障碍影响简易问卷（PFIQ-7）

填表说明:有些妇女发现膀胱、肠道或阴道的一些不适影响了她们的日常活动、人际关系以及个人情绪。以下列了一些问题,请把您最近3个月因膀胱、肠道或阴道不适影响到您的日常生活、人际关系或个人情绪的最恰当的描述找出来,画"√"。你可能不是这3个地方都有不适,但请在每个问题的3栏里都勾出一个选项。如果您在某一方面没有出现问题的话,那么合适的选项应该是"没有影响",请在相应的那一栏里面勾出。

评分说明:分为"没有影响、有一点儿影响、相当影响、非常影响"4个等级,分别对应0、1、2、3分。

计分方式:尿路影响问卷、结直肠-肛门影响问卷、盆腔器官脱垂影响问卷中各有7个问题,分别计算7个问题的平均分,用平均分乘以100/3,得到一个0～100之间的数值。PFIQ-7的分值,为三个问卷的得分相加,因此是一个0～300之间的数值。得分越高,影响程度越高。

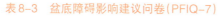

表8-3　盆底障碍影响建议问卷（PFIQ-7）

	膀胱或尿道	肠道或直肠	阴道或盆腔
1.做家务事,如做饭、打扫卫生、洗衣服	□没有影响 □有一点儿影响 □相当影响 □非常影响	□没有影响 □有一点儿影响 □相当影响 □非常影响	□没有影响 □有一点儿影响 □相当影响 □非常影响
2.体力活动,如散步、游泳或者其他体育锻炼	□没有影响 □有一点儿影响 □相当影响 □非常影响	□没有影响 □有一点儿影响 □相当影响 □非常影响	□没有影响 □有一点儿影响 □相当影响 □非常影响
3.娱乐活动,如看电影或者去听音乐会之类的	□没有影响 □有一点儿影响 □相当影响 □非常影响	□没有影响 □有一点儿影响 □相当影响 □非常影响	□没有影响 □有一点儿影响 □相当影响 □非常影响
4.乘坐汽车或公交车离家30分钟以上	□没有影响 □有一点儿影响 □相当影响 □非常影响	□没有影响 □有一点儿影响 □相当影响 □非常影响	□没有影响 □有一点儿影响 □相当影响 □非常影响
5.对家庭以外社交活动的参与程度	□没有影响 □有一点儿影响 □相当影响 □非常影响	□没有影响 □有一点儿影响 □相当影响 □非常影响	□没有影响 □有一点儿影响 □相当影响 □非常影响
6.情感健康,如神经紧张或者情绪低落之类的	□没有影响 □有一点儿影响 □相当影响 □非常影响	□没有影响 □有一点儿影响 □相当影响 □非常影响	□没有影响 □有一点儿影响 □相当影响 □非常影响
7.感到沮丧	□没有影响 □有一点儿影响 □相当影响 □非常影响	□没有影响 □有一点儿影响 □相当影响 □非常影响	□没有影响 □有一点儿影响 □相当影响 □非常影响

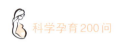

▷ 10. 盆底康复有哪些治疗措施? ────────

产后及时进行盆底康复治疗非常重要,可以使妊娠和分娩过程中损伤的肌肉和神经得到恢复,改善盆底功能状况,降低远期罹患盆底功能障碍性疾病的风险。产后盆底康复治疗方案制订前需要进行全面及系统的盆底评估,然后实施个体化、综合性的康复方案。

盆底康复治疗措施,可以根据不同的治疗场所分为在医院进行的盆底康复治疗措施(如电刺激、生物反馈、磁刺激、筋膜手法治疗)及在家进行的家庭盆底康复锻炼(如凯格尔运动、阴道哑铃的使用、腹式呼吸等),也可以根据盆底肌不同的收缩方式分为主动收缩锻炼和被动收缩锻炼治疗。以下针对常见的盆底康复治疗措施进行阐述。

(1)电刺激治疗

电刺激治疗是在被治疗者的阴道内放入阴道电极,一端连接盆底治疗仪,通过发射出低频电流,刺激盆底神经和肌肉,导致盆底肌肉被动收缩运动,从而达到治疗效果。电刺激治疗可以增加肌肉收缩时募集的纤维数量,改变肌肉组织结构,增加肌肉血液供应,兴奋阴部神经等。可以根据不同的盆底疾病及肌肉状况,调节电流强度及参数,到达不同的治疗效果。电刺激治疗是一种经典的盆底康复治疗的措施,在临床上应用较广,疗效得到业界肯定。

(2)生物反馈训练

生物反馈训练是一种行为治疗方法,将阴道电极放入患者阴道内,需要治疗者根据不同的治疗方案主动收缩盆底肌,并采集盆底肌收缩时的电信号,然后转化为可视的数字、图形或声音反馈给患者,让患者学会有意识地控制盆底肌肉运动,到达盆底治疗效果。生物反馈训练的主要目的：①让患者学会正确收缩盆底肌的方法；②锻炼盆腹肌的协调性。生物反馈训练结合电刺激治疗是目前临床上治疗盆底功能障碍性疾病的常见治疗方法，安全无创，比单纯的凯格尔运动或电刺激治疗的疗效显著。

（3）磁刺激治疗

磁刺激治疗是利用变化的磁场无接触地通过空间耦合人体组织内部形成的感应电流，从而刺激组织细胞并引发动作电位，导致盆底肌肉被动收缩。就如手机充电一样，电刺激就是有线充电，通过阴道电极直接接触盆底肌表面并注入电流；磁刺激就是无线充电，通过脉冲磁场穿透人体而产生感应电流来刺激作用部位。磁刺激治疗有无痛、无创、非侵入等优点，越来越受人们重视。

（4）筋膜手法治疗

筋膜手法治疗是针对肌肉和筋膜的手法康复治疗。通过按摩和拉伸手法使痉挛的盆底肌得以舒缓，恢复供血，缓解疼痛，并且可以提高外阴及盆底肌感受阈值，降低敏感性，起到疼痛脱敏的作用。适用于有盆腔痛、盆底肌高张、需要降低盆底肌基线的患者。筋膜手法治疗的关键点在于垂直肌肉和扳机点按压，不可在肌表面滑动按压，避免黏膜和皮肤挫伤。

在盆底康复治疗前要排除禁忌证，如妊娠期、产后恶露未干净或月经期、精神及心理障碍、合并癫痫、恶性肿瘤、泌尿生殖道炎症、安装心脏起搏器的患者不适宜电刺激或磁刺激等盆底康复治疗。

▷ 11. 如何找到盆底肌？

很多产后女性在家庭训练时，效果不佳，甚至是越做越差，最重要的原因是未正确地收缩盆底肌。在盆底康复锻炼前，需要找

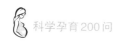

到盆底肌位置,感受盆底肌的收缩,这样才能正确地进行盆底肌训练,更快地恢复盆底功能。那么,如何感知自己的盆底肌呢?有以下几种简单的方法。

(1)排尿中断法

在小便解到一半时收缩肛门、阴道周围的肌肉来中断排尿,收缩2～3秒,然后再放松继续排尿。这种收缩中断排尿的运动,就是盆底肌收缩导致的。但是生理状态下,我们的排尿过程是连续的,因此排尿中断法只是一种临时感知盆底肌收缩的方法,不可作为常规的盆底肌训练方法,不然容易出现尿潴留等并发症。

(2)镜子观察法

在私密场所(如家里的卫生间或者卧室),斜坐在椅子或床边,抬高一条腿,暴露自己的外阴,调整镜子的位置来观察自己的会阴部。若大阴唇比较肥厚的女性,可以用一只手分开自己的大阴唇,暴露阴道口,另一只手拿镜子。吸气时,放松盆底肌肉;呼气时,收缩盆底肌。通过镜子,观察尿道口、阴道口和肛门口周围肌肉的收缩情况。也可以通过剧烈咳嗽几声,观察一下自己的盆底肌有什么变化。正常状态下,咳嗽时盆底肌能被控制,部分女性在咳嗽时会有意识地去收缩盆底肌。但当盆底肌松弛时,剧烈咳嗽时可以观察到阴道壁短暂性的膨出,甚至部分女性在咳嗽时会出现不自主的尿液流出,这说明我们的盆底功能有异常,需要及时去医院就诊。

(3)自我手指感知法

将自己的手指放入阴道内3～5cm,通过收缩阴道及肛门周围的肌肉来感受盆底肌的收缩。在将手指放入阴道前,需要剪掉锋利的指甲,不然会划伤阴道壁;需要清洁双手,不然患阴道炎的风险增加。正常情况下,盆底肌收缩时,手指能感觉到被阴道紧紧夹住;盆底肌放松时,手指会被阴道壁轻轻地往外推。如盆底肌收缩时,手指只能感觉轻微地收缩,甚至没有感觉到任何的肌肉收缩或颤动时,这说明盆底肌已经出现问题,盆底肌力较差,需要及时至医院进行康复。如果在将手指放入阴道内时,感觉到某块肌肉特别疼痛,或者在收缩的过程中感觉到阴道的疼痛,这说明盆底肌处于高张、痉挛的状态,也需要及时去医院就诊、评估及处理。

当然,除了上述的方法感知盆底肌外,还可以在性生活时,收缩放松阴道,让丈夫感觉一下盆底肌肉的收缩力量,并反馈给妻子。也可以去医院进行盆底肌电评估,将阴道电极探头放入阴道内,根据电脑指令进行收缩放松运动,可以通过电脑屏幕直观看到盆底肌收缩基线的变化。总而言之,自我感知盆底肌是为了能够更好地训练盆底肌,为尽快恢复盆底功能做准备。

▷ 12. 如何在家进行盆底康复训练?

部分女性可能因为家庭因素或个人原因,无法来医院进行盆底康复治疗。那么,是否有什么盆底康复运动适合在家里进行的呢? 答案是有的。

凯格尔(Kegel)运动是一种最传统的非手术治疗盆底功能障碍性疾病的方法,通过有意识对以肛提肌为主的盆底肌肉进行自主收缩,可加强盆底肌肉力量及控尿能力。从1948年凯格尔(Kegel)首次提出并应用于临床,时至今日,凯格尔运动已有70多年的历史。凯格尔运动对尿失禁、轻度盆腔器官脱垂等有一定的疗效,同时也能改善性生活的质量。研究显示,正确有效的凯格尔运动对压力性尿失禁的治疗有效率达50%~70%。产后1年内进行凯格尔运动,能够减少尿失禁的发病风险,有效缓解压力性尿失禁及大便失禁的情况。

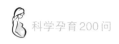

(1)怎么做凯格尔运动呢?

进行凯格尔运动的第一步是提高自己对盆底肌的本体感觉,找到自己的盆底肌,能够感受到盆底肌的收缩。在进行凯格尔收缩运动时,只需要收缩盆底肌,尽量避免其他辅助肌肉参与其中。根据自己盆底评估的结果,选择合适的肌力和收缩保持时间。如果盆底肌力极差,或者无法感知盆底肌收缩的女性,需要先至医院进行其他物理康复治疗,找到盆底肌本体感觉之后才能进行凯格尔运动。

凯格尔运动可以站位、坐位或卧位,只需寻找一个适合自己的体位。对于初学者来说,一般选择卧位训练。具体方法:用力快速缩紧肛门,保持3~5秒,然后放松5~10秒。再缩紧,再放松,如此反复,连续做10~15分钟,每天2~3次。或者每天做凯格尔运动150~200次,分2~3次完成。当感觉自己盆底肌肉力量加强时,保持收缩时间可以适当延长,从原来的3~5秒可以延长到8~10秒。每周训练5~6天,锻炼6~8周为一疗程。

(2)进行凯格尔运动的注意事项

①凯格尔运动前需排空大、小便,不要憋着尿做。

②全程正常呼吸,不要憋气做凯格尔运动。

③尽量减少腹部、臀部、大腿内侧等肌肉的参与。

④即使症状改善了,也需要坚持锻炼。凯格尔运动可以终身锻炼。

⑤可能少数女性在进行凯格尔运动时会有一些不良反应,如下腹不适、阴道流血等,通常是可逆的。

⑥凯格尔运动的禁忌证:神经源性尿失禁、重度盆腔器官脱垂、精神障碍、严重生殖道感染、严重尿路感染、下尿道梗阻、女性月经期。

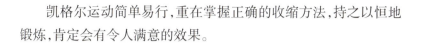

凯格尔运动简单易行,重在掌握正确的收缩方法,持之以恒地锻炼,肯定会有令人满意的效果。

▷ 13. 阴道哑铃的妙用

盆底肌肉康复器,又称为阴道哑铃或缩阴球,是家庭盆底康复锻炼的器材,其表面由医用无毒硅胶制成,内部装有不同重量的金属小球,一端有硅胶尾丝,便于取出。一般一套阴道哑铃由5种型号的阴道哑铃球组成,编号1～5,阴道哑铃重量依次提升。

(1)阴道哑铃的作用

阴道哑铃利用其小球的重力,可以刺激盆底肌自主收缩,加强盆底肌收缩力量,提高盆底肌张力,促进阴道局部血液循环,对尿失禁、盆腔器官脱垂、阴道松弛等盆底疾病有一定的疗效,对预防盆底功能障碍性疾病的发生也具有重要作用。阴道哑铃使用简单,安全有效。

(2)使用方法

第一次使用阴道哑铃前,先用清水清洗阴道哑铃表面,干毛巾擦干后,涂抹润滑液或用温水湿润。采取仰卧位,选择重量合适的阴道哑铃,慢慢将球端放入阴道内,球端的尾部距阴道口2cm。做缩肛运动,感觉阴道哑铃上升,即为放置正确。反复做凯格尔运动,并保持阴道哑铃不脱出阴道。每天2次,每次训练15～20分钟,以达到锻炼盆底肌的目的。除了仰卧位外,需要尝试多种体位,如站立位、行走时、上下楼梯、蹲位等。

初次训练者,选择最轻的阴道哑铃(1号),待可以轻松完成各种体位的凯格尔运动并持续1周后,更换下一号哑铃,直至最重的哑铃(5号),持续训练3个月。

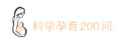

（3）阴道哑铃的适应证

阴道哑铃适用的范围有产后盆底康复、阴道松弛、轻中度盆底器官脱垂、尿失禁、粪失禁、盆腔手术后、人流术后康复等。

（4）禁忌证及注意事项

月经期间、孕期、不明原因的阴道流血、产后恶露未净、会阴或阴道壁有伤口、生殖道炎症、泌尿系统炎症、对硅胶过敏者禁用。

在使用阴道哑铃前，需至医院盆底康复门诊进行专业的评估，看是否适合用阴道哑铃进行康复。

阴道哑铃属于私密用品，专人专用，避免交叉感染。每次使用后用清水冲洗表面，晾干后放回专用包装盒内。

根据研究显示，阴道哑铃训练较凯格尔运动更能帮助使用者迅速定位盆底肌，提高锻炼效能，减少枯燥感，提高成就感。阴道哑铃是盆底康复治疗值得推广的一种辅助治疗工具。

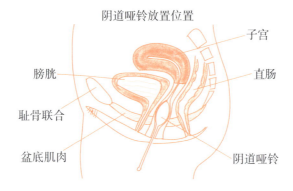

阴道哑铃放置位置

子宫

膀胱

直肠

耻骨联合

盆底肌肉

阴道哑铃

▷ 14. 在家锻炼多久后复评盆底肌功能？

盆底康复是一项简单非侵入性治疗方式，可改善盆底肌功能，对于尿失禁、排便功能异常、轻中度的盆腔器官脱垂等盆底疾病都有不错的疗效。一般在产后42天恶露干净后至产后3个月的这段时间内开始盆底康复的效果最佳。如果在医院进行盆底康复治疗，一般在治疗1个疗程后进行盆底肌功能的复评。一般情况下，1个疗程包括了10~15次的康复治疗。

如果在家中进行盆底康复锻炼，需要多久到医院进行复评呢？一般是在家锻炼6~8周后进行复评。如果盆底肌功能评估正常，也并不是高枕无忧了。盆底肌的锻炼就如身体其他部位的锻炼一样，应终身锻炼。只有坚持锻炼，才能保持盆底的健康状态。在此之后，可以选择在产后半年或1年左右再次至医院进行盆底肌功能的复评。对于围绝经期妇女、绝经后妇女，可以在体检时加入盆底肌功能的评定，以早发现、早诊断、早治疗盆底疾病，减少盆底功能障碍性疾病对生活的影响。

▷ 15. 盆底康复治疗的几个误区

在生活中很多女性受到尿失禁、子宫脱垂、性交痛等盆底疾病的困扰，部分女性临床症状较明显，已经严重影响到日常的工作及生活，需到医院寻求专业医生的帮助。部分女性因为暂时还未出现盆底疾病相关的临床症状，而忽视了盆底健康。也有部分女性对盆底康复治疗有一些误解。以下罗列了几个生活中经常会遇到的误区。

（1）我是剖宫产，产后不需要做盆底评估及康复治疗

有人认为剖宫产的产妇无需在产后进行盆底评估及康复，由于分娩时胎儿未通过产道，盆底肌未被损伤。这种想法是错误的。无论剖宫产或是顺产，都需经历怀胎十月，在这十个月里随着子宫及胎儿的增大，对盆底的挤压程度也越来越大，再加上孕期激素水平的改变，势必会对盆底功能有一定的影响。根据研究显示，不同的分娩方式对产后盆底肌的影响在分娩早期可能有所区别，虽然

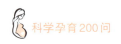

剖宫产减少了肛门括约肌的损伤,但随着时间的推移,在分娩2年后,阴道分娩或剖宫产对盆底功能的影响无显著性差异。因此,即使是剖宫产的女性,在产后仍需要进行盆底功能的评估及康复。

(2)没有临床症状,不需要进行盆底康复治疗

首先,我们需要明确一个观念,不是说没有临床症状,就代表盆底没有损伤。部分女性可能遇到过这种情况,孕晚期喷嚏、咳嗽时出现漏尿现象,但在产后症状就消失了,就觉得盆底功能也恢复正常了。盆底组织除了有盆底肌肉外,还有筋膜韧带等组织。盆底肌肉受损了,盆底筋膜及韧带仍在代偿性地工作,使盆腔脏器保持在正常位置。日积月累,盆底筋膜及韧带在长时间的超负荷拉伸及受压后,也会出现松弛、功能下降,这时盆底疾病的症状就开始出现了。如果把盆腔脏器比作一艘船,将盆底筋膜、韧带比作船的缆绳,将盆底肌肉比作海水,那么,三者的关系就如下图所示。

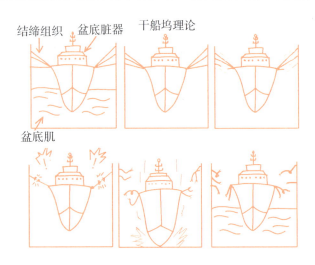

在产后42天至产后3个月内(盆底康复的关键时期)进行全面的盆底康复治疗,将使产后罹患盆底功能障碍性疾病的风险大大下降。

（3）等生完二胎再来做盆底康复

部分女性可能会认为，一胎生完了，还有二胎、三胎的妊娠计划，现在进行盆底康复，下次妊娠和分娩时还是会损伤盆底肌，不如等到所有孩子生完后再进行盆底康复，不花费冤枉钱。可是，这样的做法真的省钱吗？答案是否定的！生完第一胎后及时地进行盆底康复，可以使已经受损的盆底肌尽可能恢复到妊娠前状态，使盆底组织在更加健康的状态下迎接下一个生命的到来。若分娩后未及时修复，盆底肌损伤持续存在，当再次妊娠分娩时，本就已经超负荷工作状态的盆底肌和筋膜韧带再次受到重创，盆底功能会变得更糟糕，出现的临床症状会更加严重。一胎后及时进行康复治疗，可能只需要1~2个疗程就可以解决问题，二胎后再做盆底康复，可能3~4个疗程治疗都未必能达到理想的效果。因此，每胎产后一定要抓住盆底修复的黄金时间，花最少的钱，达到最好的效果。

（4）自己会从网上搜索盆底锻炼方法，不需要去医院进行评估及康复

盆底康复方案是在正确评估盆底肌状态后制订的。产后的盆底肌可以是松弛型，肌力下降；也可以是高张型，肌肉处于痉挛状态。对于不同的盆底肌状态，制订的康复方案也不一样。松弛型的盆底肌需要唤醒盆底肌本体感觉，提升盆底肌力；高张型的盆底肌需要放松舒缓盆底肌肉，再进行提升盆底肌力。如果未到医院进行全面的评估，只是从网上盲目地搜索盆底锻炼方法，可能会出现盆底功能越锻炼越差的现象，效果也可能适得其反。在专业的医生指导下进行家庭康复锻炼，才能事半功倍，达到最佳效果。

（5）坚持不了经常性的盆底锻炼运动，不如手术一步到位

盆底功能障碍性疾病的康复方法有很多，包括非手术的康复

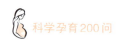

治疗和手术治疗。盆底手术不是万能的,手术只能解决部分盆底疾病,例如严重的盆腔器官脱垂、严重的压力性尿失禁等。手术前必须严格评估全身状况及手术的适应证,排除禁忌证。还有很多类型的盆底疾病是盆底手术解决不了的,比如急迫性尿失禁、性功能障碍、慢性盆腔痛等。这些需要通过非手术的康复手段进行症状的缓解,从而提高生活质量。有些疾病即便进行了盆底手术,术后还是需要进行盆底康复锻炼。

以上就是我们会遇到的盆底康复常见的误区,早知道及了解这些知识,可以避免错失康复治疗的黄金时机。

▷ 16. 什么是腹直肌分离?

部分妇女产后的肚子会松松垮垮,就像一只泄气的皮球,不仅影响腹部的美观,而且可能会伴有各种不适症状。究其原因,可能是腹直肌分离导致的。那什么是腹直肌分离呢?腹直肌分离是指双侧腹直肌在腹中线部位分离,且分离间距超过2cm。几乎所有孕晚期的女性都会发生不同程度的腹直肌分离。腹直肌分离一般不引起临床症状,但长期严重的分离可导致脊柱和骨盆的稳定性下降,改变人体的形态,进而导致腰背部的疼痛不适。

女性怀孕后,随着子宫的不断增大,腹直肌及肌筋膜逐渐软化、扩张,左右两侧腹直肌被动牵拉并分离。研究显示,高龄、巨大儿、双胎、剖宫产等可能是腹直肌分离的危险因素。在孕中晚期大多数的孕妇会发生腹直肌的分离,在分娩后的早期仍有35%~60%存在腹直肌分离。随着女性对生活品质要求的提高,腹直肌分离也逐渐引起医生及孕产妇的重视。

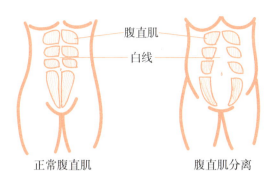

正常腹直肌　　　　　　　　腹直肌分离

▷ 17. 腹直肌分离的评估方法 ─────────────

腹直肌分离是孕期及产后常见并发症之一,从孕14周开始即可出现腹直肌的分离,在孕中晚期加重并可延续至产后。研究显示,产后6周、6个月和1年的腹直肌分离的发病率分别为60%、45.4%和32.6%。由此可见,腹直肌分离的发病率虽然随着产后时间的推移有下降的趋势,但产后1年仍有1/3的女性存在腹直肌分离的情况。因此,腹直肌分离对产后女性的影响不容小觑。

正确评估腹直肌分离的情况,对于严重的腹直肌分离进行及时干预,可以减少并发症的发生,缓解临床症状,提高产后女性的生活质量。那么,如何科学评估腹直肌分离呢?

目前常用的腹直肌分离评估方法有4种:指测法、尺测法、超声检测法、CT或MRI检测法。后两者检测方法虽然比较精准、结果误差小,但是需要至专门开展此项技术的医院进行检测。临床上常见的方法为指测法或尺测法,两种测量方法有异曲同工之处,操作简便,也可指导产后妇女进行自我检测。以下就指测法进行阐述。

(1)静息状态下评估

仰卧位躺于床上,屈髋屈膝,静息下呼吸。食指、中指和(或)无名指并拢,手指方向与腹白线平行,分别放在脐部、脐上4.5cm、

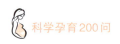

脐下4.5cm进行触诊,感受腹直肌分离的程度并记录。

(2)收缩状态下评估

腹部收缩,在呼气的同时,进行半仰卧起坐动作,将头和肩膀抬离床面,用同样手法检测脐部、脐上4.5cm、脐下4.5cm腹直肌的分离情况并记录。

尺测法采取的体位和方法与指测法相同,不同之处在于,指测法的判定结果以分离几指描述,尺测法用水溶性标记笔在皮肤上做好标记,再用皮尺进行测量,结果以分离距离描述。以上两种方法可作为腹直肌分离的初步判定,但由于每个人的手指粗细不同,按压触诊点有区别,因此存在一定的误差。

▷ 18. 腹直肌分离的判定标准

目前,因腹直肌的测量方法、水平、时间节点的不同,国内外尚无统一且公认的腹直肌分离的判定标准。中国专家通过参考国内外腹直肌分离的各种分型标准,并结合中国人的身高、体型等实际情况,建立了一套符合中国临床实际、统一明确的腹直肌分离判定标准,即"改良产后腹直肌分离分型"。此分型将腹直肌分离情况分为了"正常、疑似、轻度、中度、重度、特重度"6个分型,具体见表8-4。

表8-4 改良产后腹直肌分离分型

分型	指测法	尺测或超声
正常	1~<2指	>1.5~2.0cm
疑似	2指	>2.0~<3.0cm
轻度	>2~3指	3.0~5.0cm
中度	>3~5指	>5.0~7.0cm
重度	>5~7指	>7.0~10.0cm
特重度	>7指	>10.0cm

▷ 19. 如何进行腹直肌的修复？

目前,国内的产后康复更加关注盆底康复治疗,对于腹直肌分离的康复重视不足,中重度的腹直肌分离患者得不到正确的康复指导,未及时进行科学正确的康复治疗。采用错误的运动方式或方法,可能导致腹直肌分离和相关的临床症状加重。

腹直肌分离的康复治疗分为非手术治疗和手术治疗。采用较多的是非手术治疗方法。非手术治疗方法包括以下几种。

（1）期待治疗

对于疑似或轻度的腹直肌分离女性,可以采取期待治疗方法。研究显示,产后6个月内腹直肌的分离有逐渐自然恢复趋势。在期待治疗过程中,也需要时刻关注是否出现相应的腹直肌分离的临床表现,如果出现了腰背部酸痛不适等症状,还是需要及时至正规的医院进行就诊评估。

（2）经皮神经肌肉电刺激治疗

采用低频的电刺激来治疗腹直肌分离是目前康复治疗的主要手段,治疗效果是肯定的。通过低频脉冲电流,刺激腹直肌、腹横肌、腹斜肌等腹部主要肌群,使腹部肌群被动收缩,从而使分离的肌群恢复至正常形态。但该方法有一定的注意事项及禁忌证,安排治疗的时间宜在餐后1小时后,且需排空大小便,保持全身放松。电刺激的强度应能够引起肌肉的震颤和收缩,局部出现轻度的胀麻感,但不能引起疼痛。如有急性感染、精神疾病、恶性肿瘤,或处于抗凝血治疗期、妊娠期,以及产后恶露未尽的患者不适宜电刺激治疗。

（3）手法按摩修复

手法按摩是目前临床上腹直肌康复治疗使用频率最高的治疗

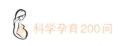

方法,也是临床疗效最为肯定的治疗方法。手法按摩时,根据腹部肌群的解剖结构、相互关系等进行腹部肌肉的松解和修复。

除了以上三种非手术治疗方法外,还有中医电针配合推拿手法治疗、科学运动锻炼疗法等。

手术治疗适用于重度或特重度的腹直肌分离,或伴有严重的临床症状的患者。患者应经过不少于1年的非手术治疗后,腹直肌分离情况和临床症状未得到缓解,且不断恶化,才考虑手术治疗。手术前,应严格把握手术指征。临床上,手术治疗腹直肌分离的病例较少,且治疗效果、复发率和并发症还存在一定的争议。

▷ 20. 产后如何正确使用收腹带?

部分女性可能为了体型的美观,会使用收腹带来改善腹部膨隆状态。或者部分产后女性会认为,产后使用收腹带可以预防内脏器官的下移,帮助排出恶露,缓解腹直肌分离的症状。那么,收腹带真的有这些神奇的效果吗?如何正确使用收腹带?

(1)收腹带的选择

较好的医用收腹带一般为纯棉材质,具有弹力好、张力持久适中、亲肤透气、松紧适度等特点。收腹带两侧有多条弹性布带,上至乳房下方,下达耻骨,两侧可交替重复缠绕,以便更好地固定。

(2)收腹带的作用

产后收腹带的使用对于剖宫产和顺产的产妇有着不同的作用。剖宫产后,手术医生可能建议产妇使用一下收腹带,这样可以缓解手术切口的张力,促进切口愈合。剖宫产术后,在产妇下床活动时,收腹带可以在一定程度上缓解腹部肌力不足,固定腹部切口,避免切口受到牵拉、撕裂,因此对腹部切口有一定的保护作用。对于顺产的妇女,一般不推荐常规使用收腹带。但生产双胞胎、多胞胎、巨大儿等导致产后腹部过松的产妇,可在医生评估后使用收腹带。对于产后腹直肌分离的产妇,可考虑使用收腹带为腹壁提供辅助支持,机械性地增加躯干力量,但是无法从根本上改善腹直肌分离的状态。

（3）佩戴收腹带的注意事项

应在医生指导下使用产后收腹带。佩戴时,需注意收腹带的下缘应在耻骨联合以下,不能只集中于腹部,否则会把腹部压力传导至盆腔,导致盆腔器官脱垂。佩戴时间不宜过长,一天最多不超过12小时,且持续佩戴1~2小时后,建议放松5~10分钟,晚上睡觉时建议取下来。收腹带佩戴时应注意松紧适宜,太松起不到效果,太紧会影响腹部区域的血液循环。

只有在产后正确使用收腹带,才能使其发挥最大作用。

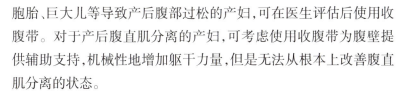

▷ 21. 盆底康复及腹直肌分离修复有先后顺序吗?

爱美是女人的天性,变美是女性一生的追求。怀胎分娩后,面对松垮的肚子及腹直肌分离,我们总是想第一时间进行修复。但当腹直肌分离和盆底功能障碍同时存在时,我们会犹豫先进行哪项修复,是否能同时进行盆底肌、腹直肌的修复,这里面是否有讲究? 答案是有的。顺序做不对,努力全白费。

身体的盆腹本质上是一体的,腹部的压力会传导至盆底。盆底肌经历了长达10个月的挤压和阴道分娩时的拉伸,部分肌肉弹性变差,因此,在产后容易出现漏尿、阴道及子宫脱垂等症状。若我们在进行腹直肌修复前,未考虑到盆底肌的状况,那么在修复腹直肌的过程中,腹部的压力会传导至盆底,加重罹患盆底功能障碍性疾病的风险。反之,盆底肌力增强,腹直肌分离的治疗才有效果。因此,在腹直肌修复前,如果盆底肌力未达到3级及以上的,或

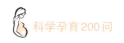

者盆底肌电评估的结果为重度肌力减弱的，要先进行盆底康复，再进行腹直肌分离的修复，这样才能做到事半功倍。

▷ 22. 腹式呼吸的神奇作用

腹直肌分离是产后的常见并发症之一，严重的腹直肌分离影响女性的身心健康。除了产后及时到医院进行电刺激治疗或手法按摩等修复外，在家里怎样做可以缓解腹直肌分离的症状？学会正确的腹式呼吸方法，并坚持锻炼，对改善腹直肌分离有不错的疗效。

什么是腹式呼吸呢？

呼吸可以分为胸式呼吸和腹式呼吸。平日里，大部分的女性采用胸式呼吸，通过胸廓的起伏带动整个肺部进行气体交换，吸气时胸廓的前后、左右径增大，空气进入肺部，但腹部保持平坦。腹式呼吸是以膈肌的运动带动肺部进行气体交换，吸气时胸廓的上下径线增大。刚出生婴儿的呼吸方式就是腹式呼吸。

腹式呼吸既是一种呼吸方式，也是一种常见的放松训练。通过腹式呼吸，可以降低交感神经的兴奋性，增强副交感神经的张力，从而使心跳减慢、血压降低、肌肉放松，帮助缓解焦虑、紧张的情绪，减少产后抑郁症的发生，促进腹部减脂，提高睡眠质量。中医认为"呼吸到腰，百病全消"，可见腹式呼吸的神奇作用。

对于产后的妇女来说，进行腹式呼吸训练，可以缓解盆底肌高张状态，减轻盆底肌疼痛，使紧张的盆底肌肉得到放松，对腹直肌分离也具有显著的修复作用。

腹式呼吸对于女性来说有很多好处。腹式呼吸可增加肺活量，改善心肺功能；改善紧张、焦虑情绪，减少产后抑郁的发生；改善消化系统，缓解便秘症状；改善盆底肌高张状态，减少盆腔痛的

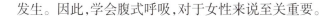

发生。因此,学会腹式呼吸,对于女性来说至关重要。

▷ 23. 如何进行腹式呼吸?

腹式呼吸对女性有这么多的好处,那如何进行正确的腹式呼吸呢? 对于已经有了几十年胸式呼吸习惯的女性来说,一下子改变自己的呼吸方式确实有点困难。要学会腹式呼吸,需要逐步练习和掌握以下技巧。

①首先,需要寻找一个安静、舒适的地方,确保不会受到打扰。

②训练腹式呼吸的姿势有很多,可以站位、坐位或平躺。对于初学者来说,平躺着去做腹式呼吸更适合,这样可以更好地去感受腹部肌肉的起伏。躺位做熟练后,可以进行坐位或站位的练习。

③开始腹式呼吸前,一定要放松全身,将注意力都集中在自己的呼吸上,不要想东想西,全身心地去感受自己的呼吸变化。有条件者,可以播放一些舒缓的音乐,帮助自己放松下来。

④初学者可以将一只手放在腹部,另一只手放在胸部,感受腹部的起伏来带动呼吸,胸部只会略微移动。若放在胸部的手明显能感受到起伏时,那说明仍为胸式呼吸。

⑤用鼻子慢慢吸气,腹部慢慢上抬至最高;然后用嘴慢慢吐气,腹部缓慢下降至最低。切记,吸气时鼓肚子,吐气时瘪肚子,不要相反用力。

⑥呼吸要深长且缓慢,建议吸气4秒,吐气6秒,一分钟内进行5~6次腹式呼吸。每天练习2~3次,每次10~20分钟,可以每天都进行呼吸训练。

做腹式呼吸也有一定的禁忌证,如患有心动过缓或房室传导阻滞、肺部感染性疾病、支气管哮喘、术后伤口未愈合者不适宜进行腹式呼吸训练。若进行腹式呼吸时,出现了头晕等不适症状,请

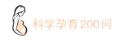

立即停止训练,可至医院就诊咨询。

腹式呼吸训练需要循序渐进,持之以恒,长期坚持练习才能获得最佳效果。

▷ **24. 腹直肌分离修复有哪些家庭康复运动**

产后6个月是腹直肌分离修复的黄金时间,除了到医院进行康复治疗外,产后女性在家也可进行一些康复运动来帮助腹直肌的恢复。家庭康复运动训练旨在通过强化核心肌肉,包括腹直肌、腹横肌等,提高腹部肌肉的稳定性和力量,改善腹直肌分离的症状,从而减轻腰痛,增强脊柱稳定性,减少腹部脂肪,提高产后女性的生活质量。除了上述的腹式呼吸外,还有什么运动可改善腹直肌分离的症状呢?

(1)站姿收腹

训练体位:背靠墙面站立,保持身体中立位,后脑勺、背部、臀部紧贴墙面,双脚距墙面约20cm,手臂自然下垂。

训练动作:吸气时,腹部与盆底肌自然放松;呼气时,腹部内收,盆底肌收缩,腰椎贴墙,吸气还原。如此反复进行,每组10~15次,每天2~3组训练。

注意事项

吸气幅度不宜过深,避免盆底受压;不要用手臂或肩部推墙,呼气时腹部尽量内收,腰部主动贴墙,关注肚脐向墙靠近。

站姿收腹训练

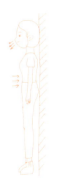 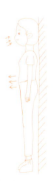

a.呼气时腹部与盆底肌收缩　　b.吸气时腹部与盆底肌放松

（2）跪姿收腹

训练体位：四点跪姿，双手掌支撑地面，指尖朝前，腕、肘、肩保持一条直线并垂直于地面；膝关节着地，大腿与地面垂直，髋关节和膝关节均呈直角；上半身保持中立位，下巴微收。

训练动作：吸气时，腹部自然放松；呼气时，以肚脐为中心用力内收，同时盆底肌内收。如此反复进行，每组10～15次，每天2～3组训练。

注意事项

整个过程中身体始终保持中立位，只有腹部运动，想象肚脐向腰椎处收拢的感觉。若手支撑时感觉腕部不适，可用肘关节支撑。

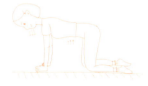 

a.呼气时腹部及盆底肌内收　　　b.吸气时腹部放松

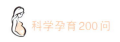
（3）跪姿伸腿

训练体位：体位姿势同"跪姿收腹"的训练体位。

训练动作：吸气时，腹部自然放松，身体不动；呼气时，小腹用力内收，盆底肌收缩，右腿慢慢向后伸展；吸气时保持体位不动，再呼气时慢慢收回右腿，恢复四点跪姿位。两腿交替进行，如此反复进行，每组4～6次，每天单侧腿2～3组训练。

注意事项

进行"跪姿伸腿"训练时，应在熟练掌握"跪姿收腹"训练的基础上进行，在进行训练时，身体始终保持中立位，骨盆保持稳定，避免身体倾斜、扭转。如果做动作时，出现身体不稳、腕关节或膝关节疼痛，应停止运动。

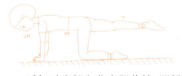

a.呼气时腹部和盆底肌收缩、蹬腿

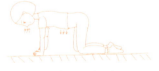

b.吸气时腹部放松

（4）仰卧抬腿

训练体位：仰卧位，屈髋屈膝，两脚分开与髋同宽平放于床面，双手平放于身体两侧。

训练动作：呼气抬腿，膝关节弯曲90°；吸气落腿，腹部放松。双腿交替进行，如此反复，每组10～15次，每天2～3组。

注意事项

保持骨盆稳定，腿落下时，腰部不要抬离床面。

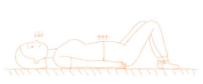 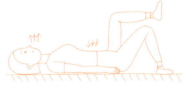

a.起始位:吸气落腿,腹部放松　　　　b.呼气抬腿,膝关节弯曲呈90°

（5）仰卧蹬腿

训练体位:仰卧位,下巴微收,双腿屈膝踩地,双手平放于身体两侧。

训练动作:吸气时,屈右膝,双手护住右膝,压向胸口,缓慢抬起左腿。呼气时,将左腿缓缓向前蹬出。吸气收回左腿,呼气时左腿再次向远处、向上蹬出,延伸至最远。双腿交替进行,每组6~8次,每天3组。

注意事项

蹬腿时,腰部紧贴床面,维持腰部的稳定性,启动下腹部肌肉力量,微微向上收紧,根据自己的呼吸调整姿势。

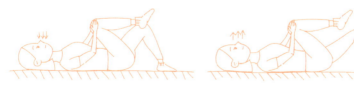

a.吸气时,屈膝,压向胸口　b.呼气时,将另一条腿向远处、向上缓缓蹬出

（6）臀桥运动

训练体位:仰卧位,屈髋屈膝90°,两脚分开与髋同宽,脚趾正对前方,双手平放于身体两侧,保持上半身中立位。

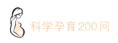
训练动作:呼气时,收紧腹部,将臀部抬起,让肩、髋、膝三点呈一直线,停留3~5秒。吸气时,放松腹部,身体下落,回到平躺姿势,休息5秒。如此反复,每组10次,每天2~3组。

注意事项

不要通过腰部肌肉来提臀,而是需要使用臀部肌肉,否则会导致腰背部肌肉代偿性劳损。做臀桥时,身体的承重点在双脚和上背部,双手和头部不应发力,头紧贴地面,不要抬头。有颈椎疾病或腰椎疾病的患者,不建议练习臀桥运动。

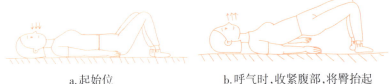

a.起始位　　　　　　b.呼气时,收紧腹部,将臀抬起

上述提供的几种简单锻炼动作可以在家中进行,要达到长期改善的效果,坚持训练是关键。顺产的女性可在分娩后20~25天后开始进行锻炼,剖宫产女性需等到切口完全愈合后才能进行锻炼。同时,也要注意保持良好的饮食习惯和生活作息,以支持产后身体的全面恢复。

▷ 25. 哪些运动不适宜在产后过早开展?

科学合理的产后运动可以帮助女性恢复形体,但错误的锻炼只会适得其反。需要注意,以下几个运动并不适合在产后过早开展训练。

（1）仰卧起坐

仰卧起坐是平日里最常见的收腹运动,但当产后女性的腹直肌分离大于2cm时,并不适合做仰卧起坐。频繁做此动作,会使分离的腹直肌更加难以修复,加重分离的症状。

（2）卷腹运动

卷腹运动,如侧向卷腹、反向卷腹等,这些运动如仰卧起坐一样,并不适合产后腹直肌分离的女性进行训练。卷腹运动只会使腹直肌分离症状加重,甚至导致内脏器官通过薄弱的腹部膨出于体外,导致腹壁疝。

除了上述运动外,高强度的有氧运动、瑜伽中过度伸展和扭曲的姿势、举重、深蹲等负重训练,也不适宜在产后过早地开展。总而言之,科学锻炼瘦身,需要循序渐进,持之以恒,不可操之过急,否则不正确的运动会对身体造成更大的伤害。